职场新人入职指南丛书

边干边学 BIANGAN BIAN XUE
成为职场健康达人 CHENGWEI ZHICHANG JIANKANG DAREN

赵慧敏◎编著

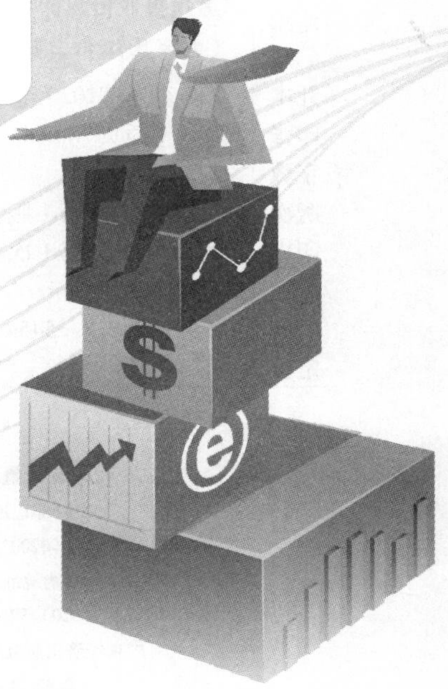

SPM
南方出版传媒
广东经济出版社
·广州·

图书在版编目（CIP）数据

边干边学，成为职场健康达人／赵慧敏编著．—广州：广东经济出版社，2016.1

（职场新人入职指南丛书）

ISBN 978－7－5454－4382－0

Ⅰ．①边…　Ⅱ．①赵…　Ⅲ．①保健－基本知识Ⅳ．①R161

中国版本图书馆CIP数据核字（2015）第309563号

出 版 人：姚丹林
责任编辑：谭　莉
责任技编：谢　莹
装帧设计：李桢涛

出版发行	广东经济出版社（广州市环市东路水荫路11号11～12楼）
经销	全国新华书店
印刷	惠州报业传媒印务有限公司 （惠城区江北三新村惠州报业传媒大厦1610室）
开本	730毫米×1020毫米　1/16
印张	15　1插页
字数	222 000字
版次	2016年1月第1版
印次	2016年1月第1次
印数	1～5 000
书号	ISBN 978－7－5454－4382－0
定价	32.00元

如发现印装质量问题，影响阅读，请与承印厂联系调换。
发行部地址：广州市环市东路水荫路11号11楼
电话：（020）38306055　37601950　邮政编码：510075
邮购地址：广州市环市东路水荫路11号11楼
电话：（020）37601980　营销网址：**http://www.gebook.com**
广东经济出版社新浪官方微博：**http://e.weibo.com/gebook**
广东经济出版社常年法律顾问：何剑桥律师

前言 Preface

不论你是一位大学生，还是一位中学毕业就步入社会、进入职场的人，都怀揣着太多的梦想。可毕业了，进入职场才发现梦想被现实瞬间搁浅，漫无目的，找不到方向，不再奢望梦想。

越来越多的新人走入职场。每个初入职场的人都应知道：如何选择自己的职业生涯？如何实现自己的梦想？只有对自己了解得越多、对职场了解得越深，才会在每一个关键时刻，做出对自己最有利的选择，从而实现自己心底的梦想。

生活就是这么现实，生活的品质取决于工作的绩效，工作的绩效取决于工作的态度。在职场中，能否生存和发展与个人能力密不可分，职场的精英们个个有能力，懂规则。个人能力表现为时间掌控能力、知识水平、现场问题解决能力，职场规则表现为判断自身所处环境的能力。在职场中要知道该做什么、怎么做、有时间去做，但是初入职场的新人还不会调剂时间，不知道该怎么做，更不知道一件事情该不该做。

职场新人进入一个新的单位，过渡过程越短，与单位融合得越快、发展得就越快。这个过渡时间的缩短，要靠职场新人们自己好好努力，如懂得职场新人注意事项，了解职场菜鸟生存法则，并和同事建立良好人际关系，掌握的知识、能力如果不能满足工作的需要，职场新人就应该要好好地学习关于职场的各门功课!

“职场新人入职指南”丛书全方位、多角度、深层次地给你进行提示和指导，本丛书包括《职场新人用心做好的66件事》《职场菜鸟44个第一次》《第一份工作，提升你的职场能力》《边干边学，成为职场健康达人》《启动正能量，踏入新职场》五本图书。

《边干边学，成为职场健康达人》一书从职场达人，吃出健康营养；职场达人，喝出健康活力；职场达人，穿出健康美丽；职场达人，睡出健康气色；职场达人，护出健康肌肤；职场达人，练出健康身体；职场达人，造出健康环境；职场达人，调出健康心态等八个章节进行讲解。全书通过每个知识点、细节点进行详细解读应该做什么、不应该做什么，并增加健康链接栏目进行补充说明，让职场新人能够全面地提升自我，不断提升自己的价值，创造自己想要的人生。

本书主要给现代年轻人，尤其是90后、95后的职场新人、新毕业的大中专学生提供了一种全新的阅读模式，也就是快餐式、碎片化的阅读方法，读起来轻松、自然。本书适合企业、培训机构团购，用于培训；也是新入职大中专学生或新人从业的的入门、参考、培训用书。

由于编者水平有限，加之时间仓促、参考资料有限，书中难免出现疏漏与缺憾，敬请读者批评指正。同时，由于写作时间紧迫，部分内容引自互联网媒体，其中有些未能一一与原作者取得联系，请您看到本书后及时与编者联系。

编者

2016年1月

目录
Contents

第一章　职场达人，吃出健康营养

第二章 职场达人，喝出健康活力

第三章 职场达人，穿出健康美丽

第四章 职场达人，睡出健康气色

第五章 职场达人，护出健康肌肤

第七章 职场达人，造出健康环境

第八章　职场达人，调出健康心态

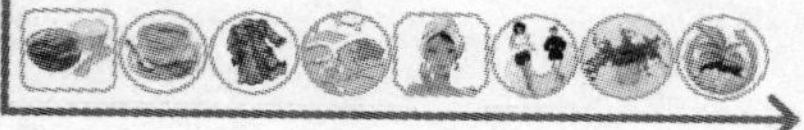

第一章

1 职场达人，吃出健康营养

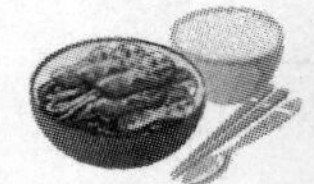

健康导读

俗话说：民以食为天。一日三餐，不仅要吃饱，更要吃好，要吃得营养，吃出健康。吃是一种需要，会吃却是一门学问。人的身体如同一台机器，只有做好了保养工作，才能健康长久地运转。会吃的人，能在享受美食的同时享受着健康的快乐。

现如今，大多数人都习惯于喜欢吃就拼命吃，不喜欢就不吃，有不少的人是早上围着盘子转，中午围着桌子转，晚上围着杯子转。其实只有合理的饮食才能提供充足的营养，才能保证我们的健康。

第一节　营养早餐，给你一天好开始

不吃早餐有害健康，已经为越来越多的人所认识。对很多人来说，早餐的重要性不言而喻，但对早餐应该怎么吃，不该怎么吃，很多人仍然知之甚少。以讹传讹的常识，习以为常的习惯，很容易让人在不知不觉间走入误区。下图所列的早餐的五大典型误区，你有没有犯，从而导致职场健康缺陷呢？

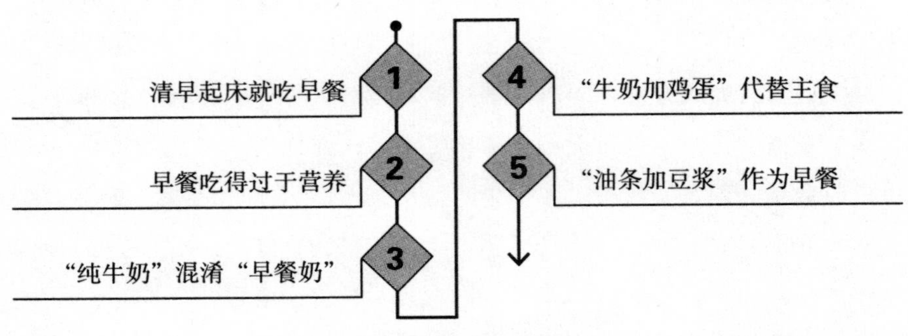

早餐的五大典型误区

误区01：清早起床就吃早餐

不少习惯早起的人，在清早五六点钟起床后就马上进食早餐，认为这样能及时补充身体所需，也利于身体吸收。但事实上，早餐吃得太早，不但对健康无益，还可能误伤肠胃。人在夜间的睡眠过程中，身体大部分器官都得到了休息，但消化器官因为需要消化吸收晚餐食物，通常要到凌晨才能真正进入休息状态，如果早餐吃得过早，就会影响胃肠道的休息，长此以往，将有损胃肠功能。

误区02：早餐吃得过于营养

很多人因为意识到早餐的重要性，因此在早餐食物的选择上尽量丰富，大量摄入高蛋白、高热量、高脂肪的食品，比如奶酪、汉堡、油炸鸡翅、煎炸食品等。其实过于营养的早餐只会加重胃肠负担，对身体有害无益。在清晨，人体的脾脏困顿呆滞，饮食营养过量会超过胃肠的消化能力，食物不宜被消化吸收，久而久之，会使消化功能下降，导致胃肠疾病，并引起肥胖。

早餐应把握营养均衡的原则，选择易消化吸收，纤维质高、低脂低糖的食物为主，如粥、牛奶、豆浆、面条、馄饨等，不宜进食油腻、煎炸、干硬以及刺激性大的食物，也不宜吃得过饱。

误区03：“纯牛奶”混淆“早餐奶”

牛奶是很多人早餐的必备之选，不少人在选择时经常把“纯牛奶”和“早餐奶”混为一谈，但二者其实是有区别的。纯牛奶和早餐奶虽然都有牛奶成分，但配料和营养成分都不同。纯牛奶就只是鲜牛奶，而早餐奶的配料包括牛奶、水、麦精、花生、蛋粉、燕麦、稳定剂、铁强化剂、锌强化剂等；早餐奶的蛋白质含量一般为2.3%以上，而纯牛奶的蛋白质含量通常在2.9%～3.1%之间。个人在进食时应注意区别选择，并调整相应的食物搭配，才更有利于健康。

相比而言，早餐奶的营养均衡，更适宜于早餐饮用；纯牛奶的碳水化合物比例相对较低，进食时最好能搭配一些淀粉类食物、坚果类食品。

误区04：“牛奶加鸡蛋”代替主食

“牛奶加鸡蛋”是不少人早餐的主要内容，但这样的早餐搭配并不科学。早晨的人体急需靠含有丰富碳水化合物的早餐来重新补充能量，而牛奶和鸡蛋本身虽然富含高蛋白，但它们提供的优质蛋白主要是供给身体结构的，不能给身体提供足够的能量，人在进食后很快会感到饥饿，对胃肠有一定的影响，并会间接影响人的工作效率和学习效率，对儿童的影响尤其大。

早餐时主食一定不能缺，在有牛奶和鸡蛋搭配的同时，还应搭配稀粥、面包、馒头等主食补充能量，这类谷类食物可以使人体得到足够的碳水化合物，并有利于牛奶的吸收。

误区05：“油条加豆浆”作为早餐

相比较为西化的“牛奶加鸡蛋”，中国传统的“油条加豆浆”受到更多人的喜爱，但“油条加豆浆”的吃法同样不利于健康。油条在高温油炸过程中，营养素被破坏，并产生致癌物质，对人体健康不利。此外油条跟其他煎炸食品一样都存在油脂偏高、热量高的问题，早上进食不易消化，再加上豆浆也属于中脂性食品，这种早餐组合的油脂量明显超标，不宜长期食用。

早餐最好少吃豆浆加油条，一星期不宜超过2次；进食当天的午、晚餐应该尽量清淡，不要再吃炸、煎、炒的食物，并注意多补充蔬菜。

一日之计在于晨，良好的早餐可以使一天有个好的开始，现在就动手调整你的早餐计划吧！

起床后宜先喝水，补充睡眠时消耗的水分，活动20～30分钟后，再吃早餐比较合适。且空腹不宜吃香蕉和菠萝。

健康链接

上班族边走边吃早饭易伤脾胃

生活中常有工作时间和吃饭时间相矛盾的时候，有人想出了一个两全其美的好办法——既不耽误上班时间，又不耽误吃饭，即手拿食物边走边吃。

这种方法效率虽高，但对身体不利。因为手拿食物在室外边走边吃，很容易将空气中的尘埃、微生物以及有害气体吃到肚子里，这对健康非常有害，也极不卫生，道路上车来车往、尘土飞扬，细菌、病毒、虫卵、花粉等都会落到食物上。在其他公共场合，如公共汽车的扶手、座椅，公用电话，或是干活接触的工具，都沾有很多细菌，若不洗手就拿食物，细菌和病毒会沾染到食物上。况且，边走边吃也不够雅观。

虽然我们在任何环境下都可以咀嚼、吞咽食物，但在身体忙于应付耗费较大的肌肉活动时，血液供应会从胃肠等消化系统转移到肌肉，会引起消化不良。

而且，边走边吃的时候，人们往往把注意力集中在吃上面，忽略了路面的情况，还容易带来安全问题。

另外，边走边吃的食物只是干食，缺乏必要的汤水滋润，对口腔、咽喉和消化道都会产生潜在的不利影响，如果经常采取这种方式吃饭，势必诱发这些部位的炎症。

既然边走边吃危害这么大，我们不妨想个办法调整一下自己的时间安排。例如，早晨早起10分钟，做事动作麻利一些，留下足够的早餐时间。

坐着吃饭是最好的一种姿势，食物中的营养成分能被更好地吸收，身体内进行物理消化和化学消化的器官就会协调得更好。而人的大脑只要指挥消化系统就可以了，从而使胃肠更加舒服。

第二节　丰富午餐，补充一天的能量

一日三餐中，午餐是补充能量最关键的一餐，除了要补充上午工作的消耗，还要满足下午工作的需要。但是职场达人们往往只能就近选择、匆忙就餐，长此以往会造成营养元素严重缺乏。如何在现有的条件下，将工作午餐调整到最营养的程度？其实并非难事，只要你注意下面这些生活细节。

细节01：中式快餐族

喜欢中式快餐的职场达人需做的午餐细节如下图所示：

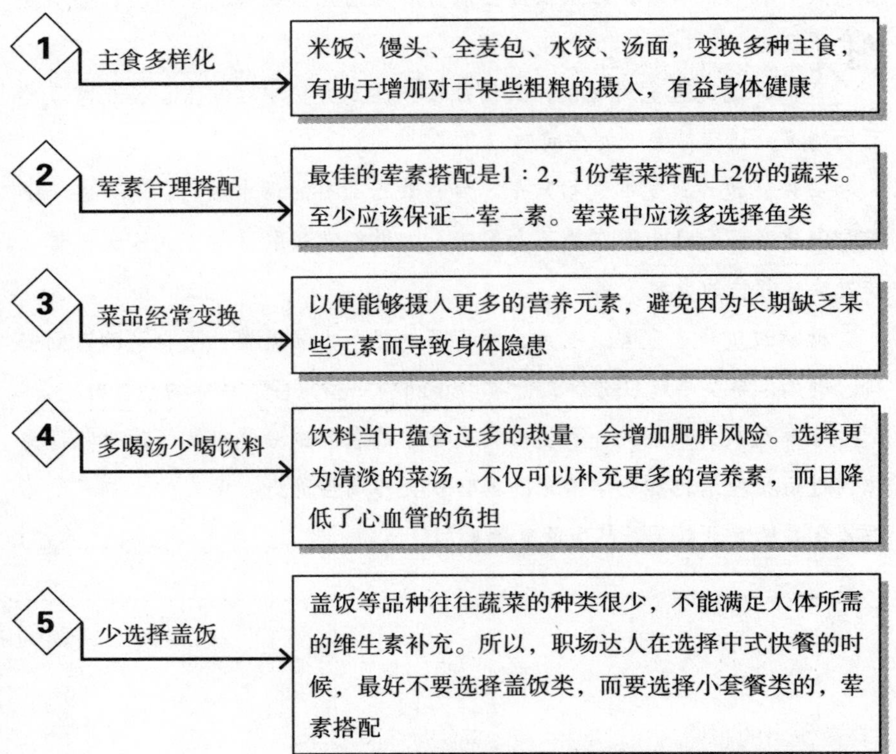

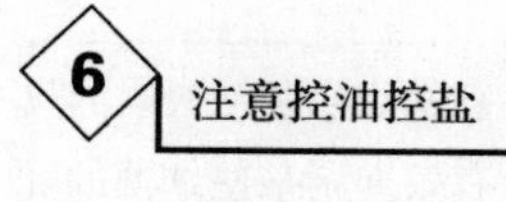

中式快餐往往油大盐重，并不是如我们想象的那么健康。而且同时不要长期选择用油太多的菜肴。最好自带水果作为维生素补充

中式快餐族的午餐细节

细节02：洋快餐族

喜欢洋快餐族的职场达人需做的午餐细节如下图所示：

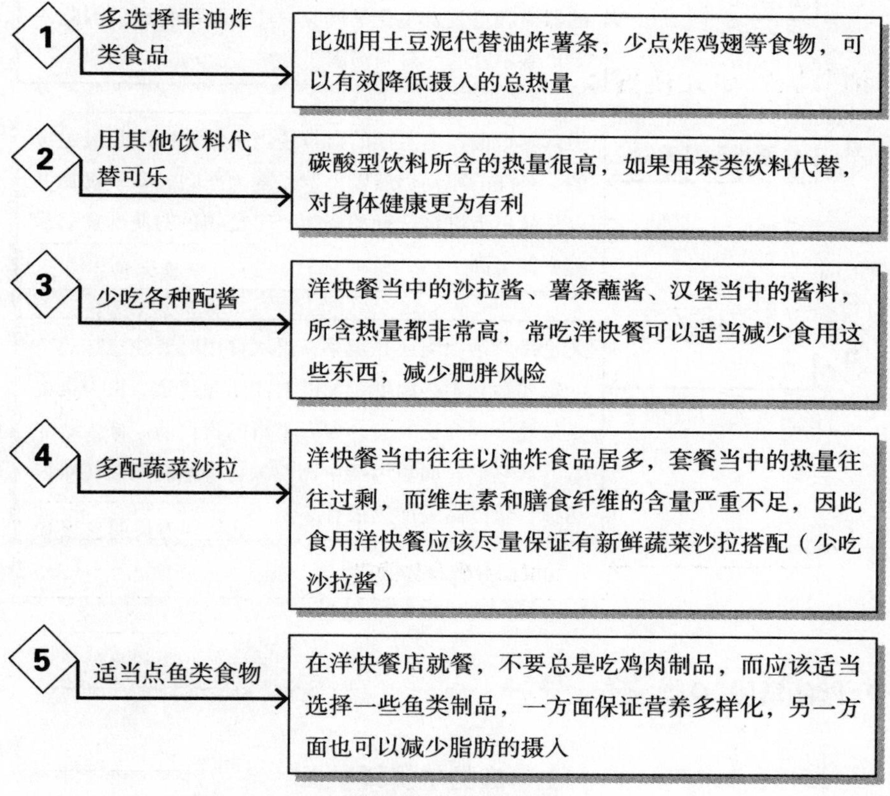

洋快餐族的午餐细节

细节03：便当族

自带便当的职场达人需做的午餐细节如下图所示：

序号	要点	说明
1	葱姜蒜是便当的杀菌高手	姜丝、大蒜、青葱、醋等调味料有助于杀菌消炎，非常适合上班族放在便当里，可以有效抑制某些细菌的滋生。给便当配上点姜汁、蒜泥、生葱、柠檬汁、番茄等，以阻断致癌物的形成
2	茄子黄瓜堪称便当伴侣	适合上班族微波炉加热的蔬菜有茄瓜类蔬菜，如茄子、黄瓜、南瓜、番茄、胡萝卜、豌豆等。而绿叶类的蔬菜不适宜隔夜食用
3	隔夜汤是有毒物的温床	隔夜、隔顿的剩汤放入冰箱长时间搁置，容易与保存的器皿和空气发生化学反应，产生致癌物质。因此，上班族不宜前晚自制汤水
4	荤素搭配是关键	想营养全面，上班族的自带便当里荤素搭配是最关键的。搭配的原则仍然以一荤二素为原则。荤素食物可以从颜色上进行选择和搭配，丰富颜色的便当食物营养更加全面
5	便当不热透就是在服毒	无论是对于肉类还是蔬菜，再次食用时要注意加热，一定要达到中心温度72℃以上才叫做热透。鱼肉类更是如此，因为这类食品含有丰富的蛋白质，微生物非常喜欢它们，而鱼肉类块比较大，中间温度往往难以达标，所以高温加热很有必要

便当族的午餐细节

健康链接

上班族的午餐科学

1．午餐两忌

（1）忌以碳水化合物为主，如吃了富含糖和淀粉多的米饭、面条、面包和甜点心等食物，会使人感觉疲倦，上班工作精力难以集中。

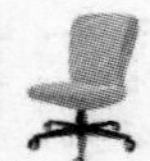

（2）忌吃方便食品代替午餐，例如方便面、西式快餐等，这些食品营养含量低。

2．午餐两宜

（1）宜吃蛋白质和胆碱含量高的肉类、鱼类、禽蛋和大豆制品等食物。因为这类食物中的优质高蛋白可使血液中酪氨酸增加，使头脑保持敏锐，对理解和记忆功能有重要作用。

（2）宜多吃些瘦肉、鲜果或果汁等脂肪含量低的食物，要保证有一定量的牛奶、豆浆或鸡蛋等优质蛋白质的摄入，可使人反应灵活，思维敏捷。

3．怎么吃比吃什么更重要

想健康，不仅要注意午餐的菜品，更要注意吃午餐的方式。专家认为最好午餐八分饱。吃得过饱，会影响你下午的工作效率。毕竟进食午餐后，身体中的血液将集中到肠胃来帮助进行消化吸收，在此期间大脑处于缺血缺氧状态。如果吃得过饱，就会延长大脑处于缺血缺氧状态的时间。另外，还要注意午餐前半小时吃水果，午餐要提醒自己细嚼慢咽，至少给自己20分钟的吃饭时间，饭后最好活动一下，有助于消化。

职场达人要想下午不犯困，最好多吃点素的。绿色高纤维蔬菜，如辣椒、胡萝卜、菠菜等，可确保脑细胞获得充足的氧气，让人整个下午精神抖擞。此外，新鲜的鱼、鸡、豆腐中含有大量酪氨酸，对保持思维的敏锐起着重要作用。在就餐的顺序上，要先吃肉，后吃蔬菜，最后吃主食。

第三节　美妙晚餐，保证一天的健康

晚餐是我们一天三餐的最后一餐，那么吃晚餐有什么讲究呢？怎样吃晚餐才健康呢？下面就来跟大家分享一下健康晚餐的五大原则，具体如下图所示。

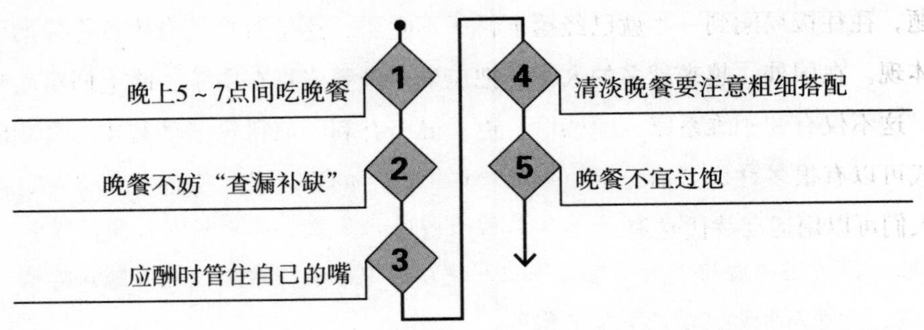

健康晚餐的五大原则

原则01：晚上5～7点间吃晚餐

按照古人的说法，一般日落后就不吃东西了，但考虑现代人的作息时间，推荐人们在晚上5～7点间吃晚餐，并尽量保持规律。上班族应提高工作效率，尽量少加班，即使不能保证每天按时吃饭，也最好在加班时吃些饼干、点心等，作为补充，以免晚餐吃得太多。

原则02：晚餐不妨“查漏补缺”

吃晚饭前，回想一下早餐和午餐都吃了什么，在晚上把今天缺乏的营养都补上。比如，如果前两顿没吃粗粮，晚上就蒸个红薯或来碗杂粮粥；没吃足500克蔬菜，晚餐就该吃一大盘青菜；如果没吃豆制品，晚上就该来个豆腐或豆粥……补足早、午餐缺了的食物，晚餐才能成为全天营养平衡的完美闭幕。

另外，吃饭时不要三心二意。边吃饭边说话会影响消化，因为进食后，身体需要调动更多的血液流向消化系统的不同部位，以便肠道获得更多的能量去分解、消化、吸收食物。分散吃饭的注意力，会影响咀嚼和消化液的分泌，加之食物嚼不烂，必然会增加胃的负担。

原则03：应酬时管住自己的嘴

在外应酬更要把握好自己的饭量。现在很多职场人士已经意识到了这个问题，往往饭局刚到一半就已经撂下筷子不吃了，这是对自己身体负责任的一种体现。在国外，越来越多的人开始把应酬、聚餐安排在中午，晚上回家吃晚饭，这不仅有利于维系家人的感情，更对健康有利，值得提倡。其实，应酬的方式可以有很多种，"请吃饭"不如"请出汗"的理念已经提倡了很多年，建议人们可以用运动替代吃喝。

原则04：清淡晚餐要注意粗细搭配

很多人知道晚饭要吃得清淡一些，但对清淡的理解却存在偏差。清淡不是不能吃肉，而是不能太浓汁厚味，适当吃些含纤维素、好消化的海产品、瘦肉、蛋类都可以，少吃肥肉。此外，晚餐还要保证食物的多样性，注重粗细搭配，多吃些蔬菜和粗粮，从而摄入更多的膳食纤维，增加胃肠动力，有助消化。

原则05：晚餐不宜过饱

俗话说，"早上要吃好，中午要吃饱，晚上要吃少"。中医也有言，"胃不和，卧不安"，就是说如果胃里不舒服，那么睡觉就不安稳。如果晚餐吃得太饱，必然会加重胃肠负担，其紧张工作的信息会不断地传向大脑，导致人失眠、多梦，久而久之就容易引起神经衰弱等疾病。如果中老年人如果长期晚餐过饱，每天反复刺激胰岛素大量分泌，就会造成胰岛素B细胞的负担加重，进而衰竭，容易诱发糖尿病。

另外，晚餐过饱，必然会有一些蛋白质不能被肠胃消化，而蛋白质在肠道细菌的作用下，会产生有毒物质，加之睡眠时肠壁蠕动的速度比白天时要慢一些，这样就相对延长了这些有毒物质在消化道内的停留时间，就有可能促进肠道癌变的发生。故而晚餐不能吃得太饱，更不能暴饮暴食。

健康链接

晚餐千万别吃这六种食物

小心，食物也会“偷”走睡眠！那么，影响睡眠的食物有哪些呢？主要有胀气食物、辛辣食物、高盐食物、油腻食物、纤维过粗的蔬菜等等。

1．胀气食物

比如豆类、洋葱、茄子、红薯、芋头、玉米、面包等等，这些食物在消化过程中会产生较多的气体，容易引起腹胀，从而影响睡眠。

2．辛辣食物

辣椒、大蒜及生洋葱等辛辣食物是影响睡眠的食物。因为在晚餐时如果这类食物进食过多，会引起胃部灼热及消化不良，胃一直火辣辣的，怎能不干扰睡眠?

3．高盐食物

如果高盐食物摄食过多，会使钠离子摄入过量，从而促使血管收缩，血压上升，导致情绪紧绷，造成失眠。已有高血压病史的朋友更应该注意，因为进食高盐分食物很可能引发高血压性头痛及中风。

4．油腻食物

晚餐进食的食物如果过于油腻，会加重肠、胃、肝、胆和胰的工作负担，刺激神经中枢。这样会使人体一直处于工作状态，不失眠就太难了。有个健康准则叫“早上吃得像皇帝、中午吃得像平民、晚上吃得像乞丐”，这其实是有一定道理的。晚餐吃些清淡食物，也有助于睡眠。

5．纤维过粗的蔬菜

都说蔬菜好，它怎么可能是影响睡眠的食物呢？请注意，这里说的是纤维过粗的，比如韭菜、蒜苗、芥菜等。虽然粗纤维有利于排便，但它们却很难消化，吃多了会消化不良而影响睡眠。晚上的食物烹饪时应该尽量水煮、清炖、清蒸，宜软不宜硬。不过，应注意避免食用过黏的食物。

6．咖啡因

咖啡因是一种黄嘌呤生物碱化合物，是一种中枢神经兴奋剂，能够暂时地驱走睡意并恢复精力。因此，咖啡因可提神醒脑。然而，鲜为人知的是咖啡因不能给身体提供能量，它只是一种刺激物。在睡前摄取过多的咖啡因将对大脑神经造成过多的刺激，导致人难以入睡。

第四节　自带饭菜，美味又健康

对上班族来说，自带午饭不仅经济实惠，而且吃着放心。自己带饭，要关心营养搭配，更要注意烹饪方法，才能吃得既美味又健康。

自带饭菜一定要热透了才能吃。在常温下，细菌很容易滋生，如果不热透，可能会导致腹泻、腹痛等症状。哪怕是凉拌菜，也要热透了再吃，因为许多凉拌菜本来就没有彻底加热，细菌更易滋生，千万不能大意。

自带饭菜要注意营养合理搭配，除了主食和蔬菜外，最好能带些肉制品、新鲜水果和酸奶，保证营养均衡。另外，主食和副食要分开放，尽量不要将饭菜混放到一个盒子里。最后，要保证卫生安全，除了保证餐盒干净外，食物应放在阴凉处，最好能保存在冰箱里，吃时再彻底加热。

自带饭菜有哪些常识应注意呢？下图所示的五大常识是带饭族需知的。

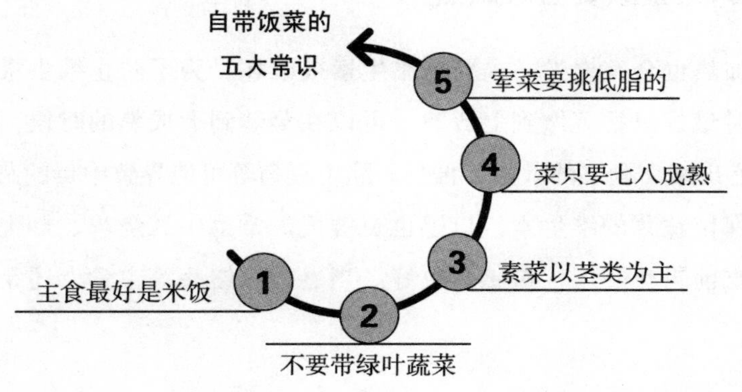

自带饭菜时应注意的五大常识

常识01：主食最好是米饭

虽然南北方的饮食习惯各有差异，但是对于带饭族而言，米饭是最好的主食，从微波炉加热的角度来讲，加热后的米饭基本上能保持原来的状态，馒头、大饼却极容易变干，不宜用微波炉加热。

常识02：不要带绿叶蔬菜

很多人希望自己在吃便当时也能保证吃上一些绿叶蔬菜，其实这样是不利于身体的。绿叶蔬菜中含有不同量的硝酸盐，经微波炉加热或存放的时间过长，蔬菜会发黄、变味，硝酸盐还会被细菌还原成有毒的亚硝酸盐，有致癌的作用。

常识03：素菜以茎类为主

隔夜的绿叶菜的营养成分较容易流失，而且亚硝酸盐的含量也增加。所以自带饭的素菜应以块茎类为主，例如西红柿、白萝卜等。自带饭若品种少，那么晚餐时应适当增加食物种类。此外，饭菜做好后要及时密封好，放在冰箱中保存，第二天进食前要彻底加热，注意食物卫生。

常识04：菜只要七八成熟

再次加热也会有损失，主要是维生素被破坏。为了防止维生素的反复损失，带饭时最好只把菜做到七成熟。可以在菜炒到七成熟的时候，把第二天要带的先盛出来，剩下的做熟了再吃。除了豆角等可能导致中毒的蔬菜，这样做能更多保留蔬菜的维生素，口感也更鲜美。荤菜中红烧鸡、炒肉片等做成七成熟，吃前再热一下，口感会更好。当然米饭馒头等主食，还是应该完全煮熟。

常识05：荤菜要挑低脂的

如果便当的油脂过高，富含油脂的肥肉在微波炉加热时容易受热，而且油汤会使加热变得不均匀，影响其他菜肴的加热效果。因此，荤菜最好挑选牛肉、鸡肉、瘦肉等肉类，烹饪菜肴时也应尽量避免煎炸。

健康链接

自带便当准则

（1）饭最好早上现煮。剩饭的保存时间尽量缩短在5～6小时内，要彻底加热后食用。

（2）菜做好后自然冷却再盖上便当盒放进冰箱，但海鲜、绿叶菜、凉菜隔夜后易变质，最好第二天别吃。

（3）带的饭菜分开放，否则容易滋生细菌。

（4）提倡用玻璃器皿，以减少化学反应。

（5）要带的蔬菜在烹调时炒六七分熟就行了，以防第二天微波加热时进一步破坏其营养成分。

第五节　在外就餐，健康不打折

职场达人们由于工作繁忙和应酬，经常会在外就餐。虽说餐馆的菜肴做得色香味俱全，但用高油、高盐、高糖和各种调味品炮制出的美味菜肴，却不知不觉让健康打了折扣。那么在饭局中，只要按以下就餐攻略，就能让我们在饱口福的同时，又能吃得健康。下图所列的在外就餐的四大攻略很值得职场达人们采用。

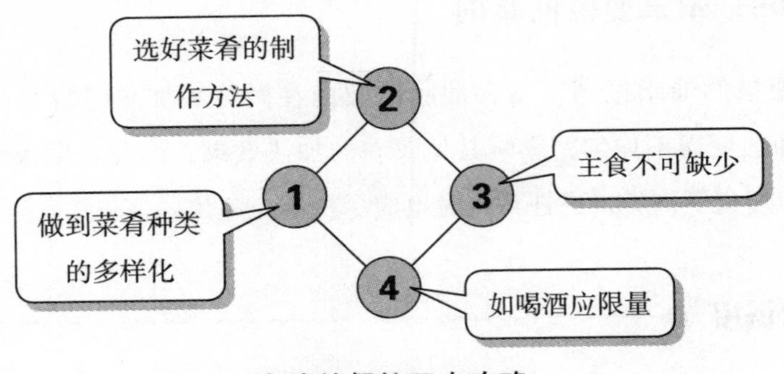

在外就餐的四大攻略

攻略01：做到菜肴种类的多样化

点菜时要做到饮食多样化。多样化意味着餐桌上食物种类要齐全，食物种类包括粮食（主食）、蔬菜、水果、鱼和海鲜、畜肉、禽类、蛋、豆制品等八大类。

多样化还要求尽可能在允许的范围内，在每一大类食物内选择数个品种，最好让这些食物都出现在餐桌上：绿叶类（如韭菜、油菜等）、菌类（如木耳、香菇、猴头菇、金针菇）、藻类（如裙带菜、海带、紫菜等）、瓜类（如黄瓜等）、茄果（西红柿、青椒、茄子等）、豆荚类、根茎类（如土豆、山药、莲藕等）、豆及豆制品类、畜禽肉类（牛肉、羊肉、猪肉、鸡肉、鸭肉等）水产类（鱼、虾、贝类）。多样化的饮食不仅可以让一餐的营养更加均衡，还有利于发挥食物营养素的互补协同作用。

攻略02：选好菜肴的制作方法

菜肴尽量选择清淡的加工方法，推荐凉拌、炝、氽、蒸、蘸酱、炖等无油或少油烹调方法，因为清淡的热菜更新鲜。反之，浓味烹调不仅会遮盖食物原料的不新鲜气味，而且容易导致摄入的油、盐超标。

鱼最好选择清蒸，蔬菜最好选择凉拌和清炒，肉类选择清炖，海鲜选择白灼的。

攻略03：主食不可缺少

多数人在外就餐时，经常只吃菜、肉，同时大量喝酒，这样对肝脏和心血管损害很大。而主食中的碳水化合物恰恰有加强肝脏解毒的功能，适量摄入主食可以起到保肝的作用。另一方面，职场达人们大都以脑力劳动为主，大脑所消耗的能量最高能达人体当日消耗能量总和的30%，而给大脑持续供能的正是富含淀粉的谷物主食或薯类。脑部营养缺乏，长此以往就会使注意力、反应力、记忆力和综合智力减退，使人疲惫困倦，影响工作效率。

主食不必等到饭局最后才吃，可在点菜时适当点一些富含碳水化合物的凉菜、热菜或粥、面，起到保护肝脏的作用，同时减少对高蛋白或高脂类食物的摄入，降低肥胖、糖尿病、高血脂、高血压、痛风等疾病的发病率。

主食最好选择蒸煮的，如莜面、绿豆面片、棒子面贴饼子、杂粮发糕、八宝饭。葱油饼、炒饭、南瓜饼在制作时免不了加入油脂，应该少吃。

攻略04：如喝酒应限量

最好不喝酒，如有必要喝也应尽量少喝，酒类首推葡萄酒。男性一天喝酒的酒精量不要超过25克，成年女性一天饮酒的酒精量不要超过15克。不管喝什么酒，度数是高是低，只要折算出其中的酒精，不超过这个量即可。

喝酒前先吃点东西垫垫胃，以减小喝酒带来的危害。下酒菜里最好有一两款甜味菜，如糖醋鱼、糖醋莲白，边吃边喝，可保护肝脏和减缓酒精吸收。喝酒后最好喝点粥或水果汁，不要立即饮用咖啡、茶等饮料。

饮料类则推荐淡茶、鲜榨果汁、苏打水。

健康链接

在外点餐的七个误区

无论是应酬还是聚会，人们在外面就餐的机会是越来越多了。但是外出点餐选择时，大多只会考虑到口腹之快，却忽略了营养需求。下面就来看看，外出就餐的七个误区。

1．点餐偏爱辛辣食物

在外就餐，更是细菌性食物中毒的高发因素。碰到可疑的食物，千万不要品尝。首先点餐时要避开那些重口味的菜，如干锅、水煮、干煸、香酥之类的菜肴，尽量点一些清淡的菜肴。

如果其中用了反复加热的炒菜油，不仅能吃出油腻感，而且有不清爽的感觉。

如果点心或凉菜里加入了已经氧化酸败的花生、花生碎或芝麻酱，就能嗅出“哈喇味”。如果使用了陈年的黄豆，打出来的豆浆会有不新鲜的味道。

2．餐前喝酒或甜饮料

空腹状态下喝酒，酒精的吸收速度较快，人更容易喝醉，并且此时酒精对胃部刺激大，容易损伤胃黏膜。而碳酸饮料不仅营养价值低，还会妨碍胃肠对食物的消化吸收。

相比之下，鲜豆浆和纯酸奶是就餐时最好的饮料。如果就餐前一定要喝酒，先喝些酸奶或吃点饼干可以对胃黏膜起到保护作用。

3．点凉菜时肉类唱主角

凉菜可以平衡主菜油脂过多和蛋白质过剩的问题，然而很多人习惯点酱牛肉、罗汉肚、白斩鸡等肉类凉菜，让凉菜失去了调节营养平衡的作用，反而加剧了蛋白质过剩。此外，冷荤容易滋生细菌，引起腹泻等问题。

建议点凉菜时以生拌蔬菜、蘸酱蔬菜，蕨根粉等淀粉食品，藕片、山药等根茎类食品和水果沙拉等素食为主。用这些清爽的食物开胃，能保证一餐中的膳食纤维和钾、镁元素的摄入。

4．餐间吃大量味道浓重的菜肴

浓味烹调往往会遮盖食物原料的不新鲜气味和较为低劣的质感，更会让食材失去原本的味道，还让人在无形中摄入更多钠。

在点菜时，应注意适当点些调味较为清爽的菜肴，如用清蒸、白灼等方法制作的。有一两个浓味菜肴即可，再配一个酸辣或酸鲜菜，可提神醒胃。

5．餐后喝咸味汤

很多餐馆的上菜习惯是，等到最后了才上汤，并且往往是咸味汤。大量菜肴已经提供了极多的盐分和油脂，如果再喝咸味浓汤，必然会增加盐分和热量。

正确的做法是，餐前喝一些淡味的蔬菜汤或蘑菇汤，不但补充营养，还能减小食量。餐后或餐间可喝一些杂粮、豆类制成的粥。

6．只吃菜不吃主食

宴席上，不少人只吃菜、不吃饭，直到酒足菜饱之后，才想起来是不是要上主食，这时肚子里已经没有空地方了。然而，空腹食用大量富含蛋白质而缺乏碳水化合物的食物，不仅无益于消化，其中的蛋白质还会被浪费掉。

从营养和健康的角度来讲，主食应该尽量早上，一口菜一口饭的进餐模式很值得提倡。这样既能减少蛋白质的浪费，还能减轻油腻食物伤胃的问题。

7．酥香小点心代替主食

大部分餐馆酒楼都会推出各种花色主食，替代米饭和面条，推荐给客人。这些花色主食主要是各种酥香小点心、炒饭、油饼、油炸点心等，其中油脂含量大大高于米饭、面条。特别是点心类，油脂高达30%以上，甚至还有较高比例的饱和脂肪。用它们来替代传统主食，显然很不明智。

建议饭后不要再吃甜点，如果感觉没吃饱，可以点些粗粮食品，如蒸玉米等。

第六节　休闲零食，解馋又解饥

随着社会生活节奏的加快，对上班族来说，办公室的零食有时候确实比正餐重要得多，因为你可能受到考勤、工作性质、工作内容等重重影响，并不能在正常的餐饮时间内满足身体的需要。比如早早上班，但是路上又堵车，等到了公司时已经来不及去享受早餐了，只能打卡进门；中午因为接一个长途电话，而放弃了午餐或者根本无暇吃饱——这样的情况是不是发生得很频繁呢？你有没有因此而经常在自己的抽屉中存放一些“零食”呢？其实，健康科学的选择办公室零食，恰恰是保持身体健康的基本要求。

汉堡包、比萨饼、方便面等快餐食品，脂肪和热量较高，维生素和矿物质很少，营养价值不高，肚子饿时可以充饥，但不宜多吃，不然会长胖，还容易得心脑血管病，危害健康。那么，我们该如何选择零食呢？下图所列的零食就是适合办公室里吃的零食。

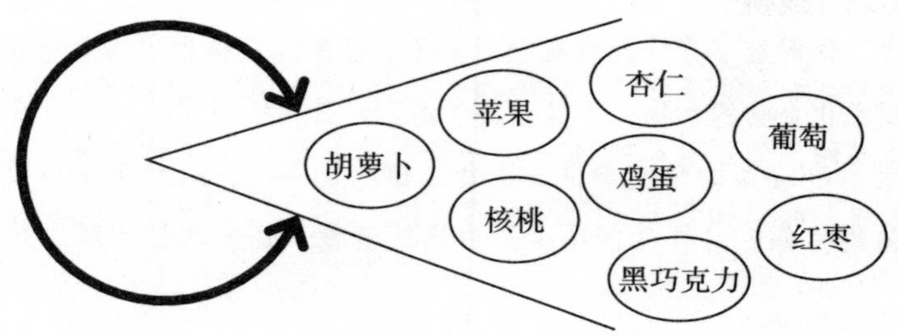

适合在办公室吃的八种健康零食

选择01：胡萝卜——补充皮肤营养素

β-胡萝卜素主要分布在人体表皮下面和黏膜里面，可以抵御自由基和紫外线的侵袭，负责保卫皮肤和黏膜健康。β-胡萝卜素被营养学家们称为“皮肤营养素”，是天然的“防晒霜”。特别是在夏季，办公室里即使是隔着落地玻璃窗，也要留心皮肤不被有害紫外线所伤。每天出门前带上一根中等大小的胡萝卜，在最疲惫的下午3点左右吃掉，可满足机体对β-胡萝卜素的需要。

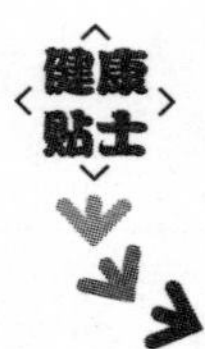

大家通常认为胡萝卜必须熟吃，才能充分吸收其中的β-胡萝卜素。其实不然，加热会部分破坏胡萝卜中的B族维生素、维生素C和抗氧化剂，并且使糖分增加。如果感觉在办公区域啃胡萝卜不雅，可以切成小块，放在保鲜盒里带到办公室，用牙签插着吃。

选择02：苹果——抗氧化高手

办公室里一坐就是8小时，皮肤干燥、身体缺水，急需健康食物的救援。所有的水果当中，苹果是“平均分”最高的。苹果的营养丰富全面，是性情温和的水果，适合所有体质的人食用。一个苹果可以提供4000～6000抗氧化剂，是机体抗衰老的好帮手。下午3点，能量补充的首选当然是苹果。建议连皮一起吃，因为约1/3的营养成分存在于皮内。

选择03：核桃——提升脑活力

信息时代，所有的竞争最终都是脑力的竞争。核桃是最著名的补脑食物——因为它富含多种维生素、矿物质、氨基酸、脂肪酸、抗氧化剂和膳食纤维等营养素，特别是亚麻酸和维生素E对改善记忆力益处多多。另外，亚麻酸可以在体内转化为大脑的主要成分DHA，所以核桃是最适合强脑力劳动者的健康零食。

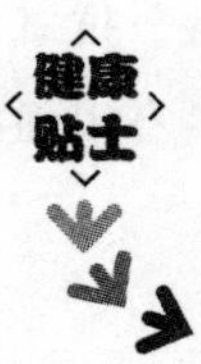

最好吃生的、带壳的核桃，现砸现吃，因为核桃仁直接暴露在空气中时间太长就会被氧化破坏。另外，最好不要吃热加工后的核桃食品。因为加热超过70℃，核桃中的亚麻酸就会遭到破坏。

选择04：杏仁——让我们更长寿

杏仁富含多种维生素、矿物质、氨基酸、脂肪酸、抗氧化剂和膳食纤维等营养素，特别是单不饱和脂肪酸、维生素E和硒元素。位于喜马拉雅山山谷的巴基斯坦罕什，居住着世界上最长寿的人群，杏仁就是他们的日常零食。

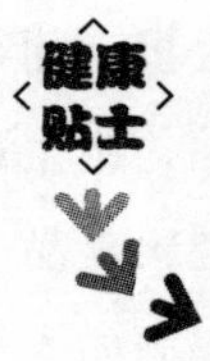

杏仁分为甜杏仁和苦杏仁，甜杏仁大而扁，苦杏仁小而厚。苦杏仁有小毒，不能多吃，一般作为止咳和通便之药用。每天吃20～25颗甜杏仁可以显著降低患心脑血管疾病的风险。甜杏仁应当连皮吃掉，因为杏仁皮中含有丰富的抗氧化物质。

选择05：鸡蛋——天然廉价的蛋白质来源

在感到饿的时候，第一时间应该补充的能量是蛋白质，而非碳水化合物。鸡蛋是比饼干更健康的零食——既不制造太多热量，又能为身体提供营养。鸡蛋中氨基酸的比例与人体极为接近，被称之为氨基酸“黄金比例”。而一个中等大小的鸡蛋可以提供5克左右的蛋白质，非常适合作为职场达人的健康小食。

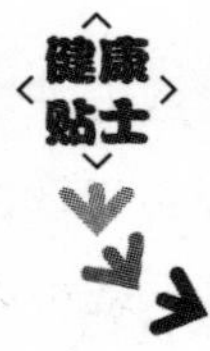

DHA和卵磷脂都含于蛋黄中，所以吃鸡蛋不要丢掉蛋黄。有一个误区，认为吃鸡蛋会升高血液里的胆固醇含量。其实，对于青壮年人来说，每天吃1～2个鸡蛋是健康必需的。

选择06：黑巧克力——人人都爱的快乐食物

黑巧克力是世界上最著名的养心食品，同时也是让我们的味蕾和大脑一起快乐的食物。黑巧克力中富含多种维生素、矿物质、氨基酸、脂肪酸、抗氧化剂和膳食纤维等营养素，特别是蛋白质、膳食纤维和生物类黄酮，具有很强的抗氧化作用，属于优质抗氧化食品。

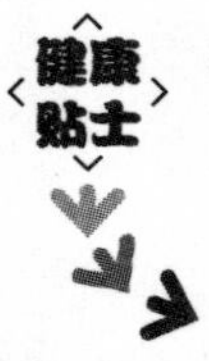

普通巧克力只含有少量可可粉，其余成分为糖、油脂及添加剂，不但对血管健康不利，多吃反而有害。所以，只吃纯黑巧克力才是聪明之选。

选择07：葡萄——保护血管的健康饮品

红葡萄（或紫葡萄）富含多酚，特别是在皮和籽里，又尤其在籽里。葡萄籽的提取物含27种原花色素（OPC），其抗氧化能力是维生素C的20倍，维生素E的50倍。葡萄也含有过氧化酶和过氧化氢酶，是非常值得推荐的健康食品。紫葡萄汁与红葡萄酒中的多酚含量相当，保健作用也相当。这对不喝酒的人来说，是个好选择。

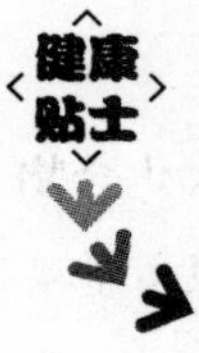

建议吃葡萄连皮带籽一起吃。如果每天喝两杯紫葡萄汁，可以大幅度提高血液中一氧化氮的水平，预防血栓的形成。

选择08：红枣——最养颜的女性食品

作为女人，补铁补血是基本的健康养颜功课。而红枣就是非常天然的铁质来源。俗话说，“日食三枣，终生不老”。辛苦的职场女士，下午3点可以选择用红枣滋养自己。办公室抽屉里，红枣可以作为永不间断的营养供给。既可以用红枣泡茶喝，也可以直接吃枣。

总之，养成习惯就好，坚持几年，你会发现自己的气色改善很多。

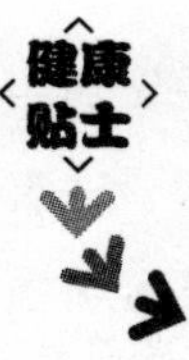

虽然适量的零食对人的身体健康有益，但是我们也要注意在吃零食的时候，最好注意零食的生产日期。倘若是过期的食品，我们要敬而远之，否则不利于我们的身体健康。

健康链接

零食吃出好精神

上班族由于工作原因，经常不能按时吃饭，如果能在办公室准备一些健康的零食，不仅能在肚子饿时解燃眉之急，还能保证一天的膳食平衡。那么，哪些零食是适合在办公室储存的呢？

1．茯苓饼

茯苓入药具有利水渗湿、益脾和胃、宁心安神之功用。茯苓对于控制肥胖是个能手，健脾养胃的同时还能控制废物的生成，还可以化解已经生产出来的废物。另外，茯苓的利水作用有助于消除四肢水肿的情况。

2．川贝枇杷糖

在办公室准备一些川贝枇杷糖。川贝可以润肺，枇杷叶可以宣肺消痰，而薄荷具有清凉辟秽的功用。如果你是在街边、建筑工地、吸烟等空气污浊的环境中工作，更该随身携带几颗川贝枇杷糖。

3．阿胶枣

阿胶具有补血功效，而大枣则有气血双补的性质，两者搭配，补血养气的功效自然就不言而喻了。特别是对于经期的女性上班族而言，既能在肚子饿时用来充饥，还能为生理期补血益气。阿胶枣并非女性的专属零食，男性朋友也可放心地食用。

4．甘草杏

饮食不规律的办公室一族最适合以甘草杏作为零食。因为甘草杏酸甜爽口，清香味长，是天然健康食品，具有很好的生津止渴的功效，可以缓解口干舌燥，对饮食不规律而造成的“食火”也有很好的作用。冬季常常吃火锅、皮肤干燥的人尤其需要食用一些甘草杏小零食。

5．龟苓膏

龟苓膏是一种十分常见的零食，特别是一些爱美女士，常常将龟苓膏作为首选。龟苓膏滋阴补肾、润燥护肤、消除暗疮、防止肤质老化及便秘，能促进新陈代谢，提升人体免疫力，是现代人不可或缺之养生圣品。如果你是经常熬夜的上班族，在办公室备一些龟苓膏有助于下火、滋阴补肾。

第七节　加班熬夜，饮食保健最靠谱

身在职场，很多人常常会熬夜，为了忙碌的工作而熬夜已成了家常便饭。在熬夜过后你是否知道给自己的身体进行正确的营养补充呢？

经常加班熬夜特别容易衰老，而且还会出现疲劳、免疫力下降、精神不振、皮肤粗糙等未老先衰的症状。因此，经常熬夜的人要想改变这种状态，就应该调整自己的饮食结构和不良的饮食习惯。那么，经常熬夜的人该如何自我保健呢？其保健要点如下图所示：

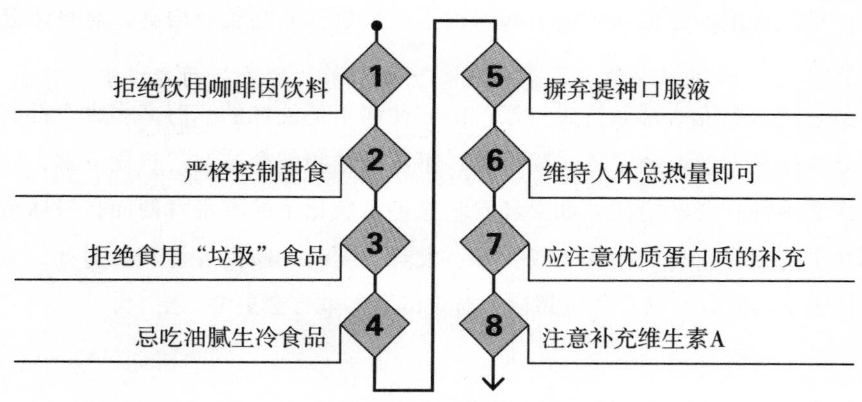

常熬夜的人自我保健要点

保健01：拒绝饮用咖啡因饮料

喝咖啡会使人兴奋，这是很多人都知道的事情。咖啡虽然有提神醒脑的作用，但经常饮用就会大量消耗体内与神经、肌肉协调有关的维生素B族，如果体内维生素B大量缺失，就会产生疲劳感，不加以抑制可能会形成恶性循环。另外，熬夜时空腹饮用富含咖啡因的饮料，不仅会对胃黏膜造成刺激，还非常容易引起腹痛腹泻。对于这一点，大家一定要引起足够的重视。

保健02：严格控制甜食

熬夜时爱吃甜食的坏处有很多。虽然糖分是高热量食物，食用后会让人产生兴奋状态，但同时也会消耗体内大量的维生素B族，从而导致相反的效果，也更容易引起肥胖。

保健03：拒绝食用“垃圾”食品

很多熬夜的人都喜欢吃夜宵，但大多数夜宵食品都是垃圾食物，比如方便面、薯片等，熬夜饿了随手就拿来充饥。即使是看起来挺讲究的西式快餐，也在垃圾食品行列。其实，这类食物特别不容易消化吸收，而且还会加重消化道负担，经常食用这类食品还会引起消化不良反应，血脂也会增高，对身体健康十分不利。

虽然大多数商家都坚持说自家产的方便面不是油炸的，但多多少少都有油脂成分，如果方便面放置的时间过长，里面的油脂就会被空气氧化分解，这样就会生成一种有毒的物质，如果经常吃这种被氧化了的有毒方便面，身体就会受到严重的损害，比如出现头痛头晕、发热、呕吐、腹泻等症状。另外，方便面调料包中的盐分和油脂大量超标，对于健康的危害会更多、更大。

保健04：忌吃油腻生冷食品

有些人熬夜加班时为了有饱腹感，就会经常食用一些油腻的食品，还有的人为了提神，经常食用冰点冷饮之类的食物。其实吃得太油腻特别容易引起淤食的现象，也非常不易消化，久而久之就会引发胃肠道疾病或急性胰腺炎。而冰点或冷饮之类的食物对消化道黏膜有很强的刺激性作用，非常容易引起腹痛、腹泻或消化道疾病。

保健05：摒弃提神口服液

市面上针对加班熬夜一族，有很多提神醒脑的口服液出售。许多人都把这种口服液当成救命稻草。其实，这些口服液的主要成分都是由维生素B、维生素C、咖啡因、中药等制成的，服用后虽然有一定的提神效果，但依赖性特别强，长期服用可能会身体健康不利。加班熬夜的职场达人们，要远离这类口服液。

保健06：维持人体总热量即可

应适当补充热量，吃一些水果、蔬菜及蛋白质食品如肉、蛋等来补充体力消耗，但千万不要大鱼大肉地猛吃。吃一些花生米、杏仁、腰果、核桃等干果类食品，它们含有丰富的蛋白质、维生素B、维生素E、钙和铁等矿物质以及植物油，而胆固醇的含量很低，对恢复体能有特殊的功效。

保健07：应注意优质蛋白质的补充

很多人加班熬夜后会出现食欲不佳的现象，由于经常熬夜，久而久之就会影响体内的营养供给。因此，加班熬夜的人每天要摄入足够的优质蛋白质、无机盐和维生素含量高的食物。动物蛋白质最好能达到蛋白质供应总量的一半。因为动物蛋白质含人体必需氨基酸，这对于保证熬夜工作者提高工作效率和身体健康是有好处的。蛋白质高的食品有乳类食品、蛋类食品、鱼类食品、瘦肉、猪肝、大豆类食品等。

保健08：注意补充维生素A

加班熬夜的人特别容易导致视觉疲劳，而维生素A是参与和调节视网膜感光的重要物质，经常食用富含维生素A含量高的食物能提高眼睛对昏暗光线的适应能力。职场人要多吃胡萝卜、韭菜、鳗鱼等富含维生素A的食物，以及富含维生素B的瘦肉、鱼肉、猪肝等动物性食品。

健康链接

加班熬夜一族的药膳

1．生地炖鸭蛋

取生地20克，鲜鸭蛋1～2个，鸭蛋煮熟后去壳与生地一同炖煮，大约炖煮20分钟即可，加入少许冰糖调味，吃鸭蛋饮汤汁，每天1次，每周2～3次。这个食疗偏方特别适合熬夜后出现口燥咽干、牙龈肿痛的人食用。

2．猪腰炖杜仲

取杜仲25克，猪腰子1个，加适量的清水炖煮，大约炖煮1小时后即可。每隔2～3天服用一次。这个治病小偏方具有滋补肝肾、强壮筋骨的功效，特别适合加班熬夜后腰酸背痛、四肢乏力的人食用。

3．莲子百合煲瘦肉

每次用莲子（去芯）20克、百合20克、猪瘦肉100克，加水适量同煲，肉熟烂后加盐调味食用，每日1次。有清心润肺、益气安神之功效，适宜于熬夜后干咳、失眠、心烦、心悸等症者食用。

4．粉葛生鱼汤

每次用粉葛250克洗净切成小块，生鱼一条去鳃及内脏，加水适量共煲，鱼熟后放入姜丝、油盐调味，食鱼饮汤，每月或隔日1次。有舒筋活络、益气和血、解肌痛等功效，适用于劳力过度熬夜后的肌肉酸痛、颈肌胀痛者服用。

5．夏枯草煲瘦肉

每次用夏枯草10克、猪瘦肉50～100克，水适量共煲，肉熟后加盐少许调味，吃肉喝汁，每日1次。有清肝火，降血压之功效，适用于患有高血压病人熬夜后头晕头痛及眼红者服用。

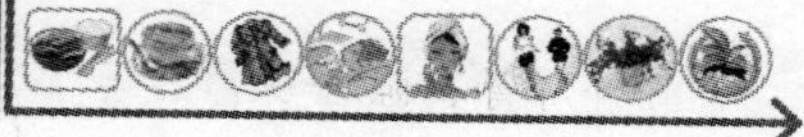

第二章

2 职场达人，喝出健康活力

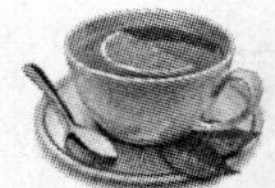

健康导读

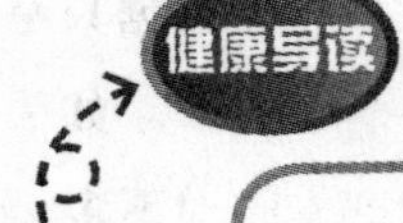

人体细胞的重要成分是水，水占成人体重的60%～70%，占儿童体重的80%以上。水是生命的源泉。人对水的需要仅次于氧气。

水在人体中有着运输、补充营养和参与机体各种代谢的作用。水能补充人体必需的水分、有利于稀释血液、有益于新陈代谢、有助于皮肤保湿润泽、可以通便、易食物的消化、是伸入体内的清道夫，还可以防眼干，避免视力快速下降。

第一节　喝水，多喝不如会喝

地球70%的表面和人体70%的成分，都由水组成。这个惊人的重合充分说明了，水对人类有多重要。但在日常生活中，你可能为吃一顿饭绞尽脑汁，却不会为喝一杯水煞费心思。大多数人觉得，喝水是件再简单不过的事，拿起杯子“咕嘟咕嘟”一杯水下肚不就完了吗？其实，喝水的学问远不止这些。喝水的时间、量的多少，都会对健康产生重要影响。下图所示的五个学问值得学习。

喝多少水？
喝什么水？
清晨一杯水？
喝水的时机？
不渴也得喝水？

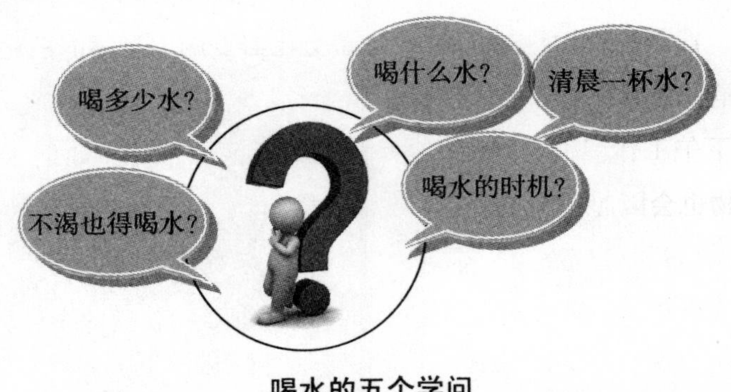

喝水的五个学问

学问01：喝多少水

我们经常能看到一些文章，说人每天至少要喝几升水，其实这些数据只是一个参考，不是一定要喝这么多水的。比如说有文章说每天最好喝2升水。如果是夏天，2升肯定没问题，但如果是冬天，说实话，能喝2升水的人绝对不多。不出汗，都从小便出去，对我们的肾也是一个很大的负担。而且人与人是不同的，有的人需要喝多点，有的人需要喝少的，不能一概而论。

那么，我们如何确定喝多少水？一般让你白天上3、4次厕所的量。太少的话，体内废物代谢不出去，影响身体健康；太多则会加重肾脏负担，也不可取。

学问02：喝什么水

如今市场上各种纯净水、矿泉水和饮料名称五花八门，广告宣传更是诱人，那么究竟该选择什么样的纯净水来喝呢？其实从健康的角度来看，白开水是最好的饮料，它不含卡路里，不用消化就能为人体直接吸收利用，一般建议喝30℃以下的温开水最好，这样不会过于刺激肠胃道的蠕动，不易造成血管收缩。

学问03：喝水的时机

起床后：可补偿夜间水分的消耗，对预防高血压、脑溢血、脑血栓的形成也有一定的作用。

三餐前：餐前约1小时空腹喝水，保证分泌必要的、足够的消化液，来促进食欲，帮助消化吸收。

上午、下午工作间隙：可以补充由于工作流汗及经尿排出的水分，而且体内囤积的废物也会因此顺利排出。

下班时：离开办公室前喝一杯水，能够增加饱足感。

睡前2~3个小时：这个时间饮水可以冲淡血液，加速血液循环。

学问04：清晨一杯水

很多人都知道早晨喝杯水对身体有好处。人体经过了一宿的代谢，体内的垃圾需要外力的帮助才能排出，水就是最好的“清洗剂”。此时的细胞像一个干燥的海绵，会捕捉喝进的水，并在40分钟左右排出。这是个重要的排毒过程。淡盐水、蜂蜜水、白开水都非常适合在早上喝。但是，早上别喝太凉或太热的水，温度以40℃左右为宜。

学问05：不渴也得喝水

有人曾做过一项调查，有1/3成年人每天喝水少于6杯。上班族工作忙碌，常常半天也顾不上喝一口水。当人们觉得口渴时，身体已经流失了至少1%的水分。因此，上班族应该形成良好的喝水和排尿习惯，每1小时喝一次水，每2～3小时排尿一次。

健康链接

上班族喝水行程

上班族整天待在办公桌前很少运动，最好养成每次坐下前喝少量水的习惯。每天我们吃下的食物中含有大量的水分，扣除这些一天喝1500毫升的水就足够了。

至于喝水时间，这里推荐一个“上班族喝水行程”，按这个做可让上班一族身体水分处于最佳状态。

每天八杯水是这样喝的（喝水时间表）

杯数	时间	具体说明
第一杯	6：30	经过一夜睡眠，身体开始缺水，起床先喝250毫升水，可帮助肾脏及肝脏解毒
第二杯	8：30	清晨从起床到办公室的过程，身体无形中会出现脱水现象，所以到了办公室后，先给自己喝一杯至少250毫升的水

（续表）

杯数	时间	具体说明
第三杯	11：00	在办公室里工作一段时间后，再给自己一天里的第三杯水，补充流失的水分，有助于放松紧张的工作情绪
第四杯	12：00	午餐别忘了搭配喝一大杯水或者果汁饮料
第五杯	12：50	用完午餐半小时后，喝一些水，可以加强身体的消化功能
第六杯	15：00	喝上一大杯水，帮你清醒头脑
第七杯	17：30	下班离开办公室前，再喝一杯水。想喝水减体重的人可多喝几杯，以增加饱足感，一会儿吃晚餐时自然不会暴饮暴食
第八杯	22：00	睡前1至半小时再喝上一杯水，不过别一口气喝太多，以免晚上上洗手间影响睡眠质量

第二节　喝茶，养生又健康

时下的职场白领们大多工作节奏快，平时缺乏运动，自我保健意识淡泊，而善于喝茶是养生的重要方法。养生专家指出，忙于在职场打拼的达人们可选择喝绿茶、菊花茶和决明子茶。

茶叶中的有机化学成分和无机矿物元素含有许多营养成分和药效成分。职场达人们喝什么茶可养生呢？按下图所示的方法来喝即可。

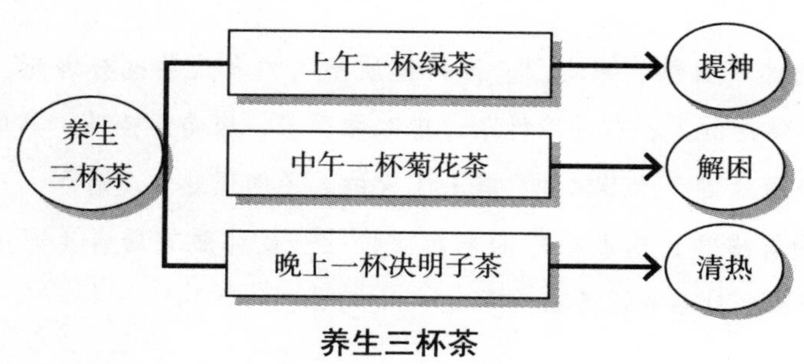

养生三杯茶

养生01：上午一杯绿茶——提神

绿茶中含强效的抗氧化剂以及维生素C，不但可以扫除体内的自由基，还能分泌出反抗紧张压力的荷尔蒙。绿茶中所含的少量的咖啡因可以刺激中枢神经、振奋精力。也正由于如此，在上午饮用绿茶最合适。

养生02：中午一杯菊花茶——解困

菊花有明目清肝的作用，或是在菊花茶中参加蜂蜜，对解困有帮助。

疲惫了，还可以加一些枸杞。枸杞子含有丰盛的胡萝卜素、维生素C等，具有补肝、益肾、明目等作用。其本身有甜味，可以像葡萄干一样当做零食，对解决“上班族”眼睛干涩疲惫很有功效。有些人就干脆用菊花加上枸杞一起泡来喝，这样的搭配也算是完美。

养生03：晚上一杯决明子茶——清热

晚上一杯决明子茶。决明子有清热、明目、补脑髓、益筋骨的作用，若有便秘的人还可以在晚饭后饮用，对治疗便秘很有效果。

健康链接

根据自己的体质选择不同茶叶

很多人会在办公室泡茶喝。喝茶可是大学问，要根据你自己的体质来选择茶叶。

人的体质有热、寒之别，因而体质不同的人饮茶也有讲究。一般来说，燥热体质的人，应喝凉性茶；虚寒体质者，应喝温性茶。具体来说，有抽烟喝酒习惯，体形较胖，容易上火的人（即燥热体质者），应喝凉性茶。而肠胃虚寒，吃点生冷的东西就拉肚子或体质较弱者（即虚寒体质者），应喝中性茶或温性茶。

判断茶叶是否适合自己，要看尝试后身体是否出现不适症状，主要表现在两方面：其一是肠胃不耐受，饮茶后容易出现腹（胃）痛、大便稀烂等；其二是出现过度兴奋、失眠或者头晕，手脚乏力，口淡等。如果尝试某种茶叶后感觉对身体有益，则可继续饮用，反之则应停止。饮茶是一种养生之道，宜常饮而不宜过量，浓淡宜适中，可随饮随泡。

1．你适宜饮什么茶

茶叶因为制作工艺的不同而分几类，每类因其含有的成分不同而有不同的功效。

绿茶属不发酵茶，多酚类含量较高，收敛性较强，杀菌消炎，因此也容易刺激肠胃，过敏体质者喝则对胃的刺激较大。

红茶茶多酚含量相对较低，茶黄素、茶红素、茶褐素含量相对较高，含有较多活性物质，有减肥消脂的作用，用其漱口，可防滤过性病毒引起的感冒。

同属于半发酵茶的铁观音与大红袍，前者对降低血脂和促进新陈代谢都很有益处，但是空腹不宜喝，而后者则性温不易伤胃。

普洱属于后发酵茶，茶多酚、咖啡碱等物质充分氧化，茶氨酸、各种维生素、矿物质、茶色素、活性物质的含量高，有暖胃降脂降压的作用，长期饮用，对高血压与动脉粥样硬化有一定的缓解作用。

2．对号入座，在你的水中加些花花草草

（1）眼睛干红：喝菊花茶，可以加枸杞、决明子。

（2）感觉每天懒洋洋，不想说话、有气无力者：喝黄芪茶。

（3）女性容易痛经、月经过多、气郁者：可以喝玫瑰花茶。

（4）胃口不佳：可以喝山楂茶。

（5）上火：牙龈肿了，可以喝莲心茶。

第三节　咖啡，提神但要适量

在如今这个快节奏的生活时代中，咖啡已经成为生活中最为常见的一种饮品，而且由于咖啡具有除去困意的作用，很多职场达人特别热衷于饮用。经过相关医学研究发现，女性不易长期饮用咖啡，因为女性特殊的身体因素，常喝咖啡将会给身体健康带来一些危害，而且这些危害给女性带来的困扰会更大。那么，女性常喝咖啡会有哪些危害呢？总结起来有下图所示的五大危害。

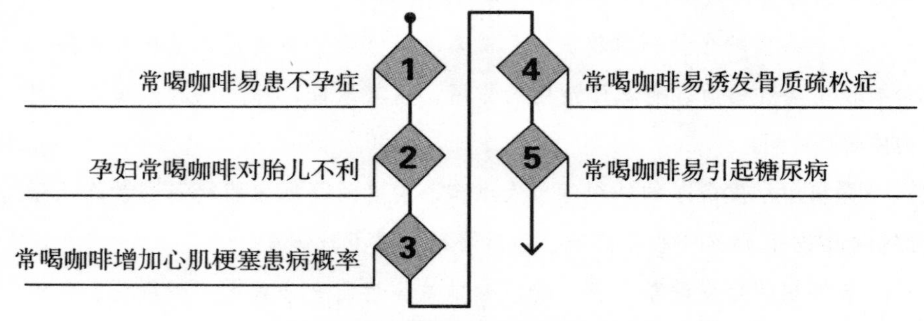

女性常喝咖啡的五大危害

危害01：常喝咖啡易患不孕症

研究人员统计发现，每天饮1杯咖啡的女性比不饮咖啡的女性患不孕症的概率要高得多。曾对有饮用咖啡习惯的104名女性做过相关调查，调查中发现104名女性中其中约有50名不易受孕。虽然这个小范围的调查并不能证明咖啡对女性生育的特殊影响。但研究人员强调指出，如果不能从医学上说明不育症的原因，则应考虑不育症与咖啡因有关。

危害02：孕妇常喝咖啡对胎儿不利

早在20世纪80年代初，美国食品与药品管理局的考林博士就在实验中发现，孕妇饮用咖啡将会对胎儿的生长发育不利，是造成畸形儿发生的原因之一。而且根据澳大利亚一项研究结果表明，孕妇每日只饮几杯咖啡就会致使自己的血压升高，严重影响此时孕妇的身体健康，为此，孕妇不宜饮用咖啡。

危害03：常喝咖啡增加心肌梗塞患病概率

曾有医学家们对858例在45～69岁首次患心肌梗塞的女性和858例从未患过心肌梗塞的女性进行了为期4年的研究，结果表明，每日饮5杯以上咖啡的女性，患心肌梗塞的危险将会增加70%，而且危险性随着饮咖啡的次数增加而增加。可见，常喝咖啡可增加心肌梗塞疾病发生概率，影响日常的健康生活。

危害04：常喝咖啡易诱发骨质疏松症

相关研究调查发现，长期每天饮2杯以上咖啡而不饮牛奶的老年妇女，不管年龄、肥胖程度如何，其髋骨、脊椎的骨密度都会降低，且降低的程度与习惯延续的时间长短和咖啡饮用量的多少有关。这是因为咖啡因能与人体内的游离钙结合，并经尿排出。随着游离钙的减少，必然引起体内结合钙的分解，从而导致骨质疏松。因此，常喝咖啡易诱发骨质疏松症的发生。

危害05：常喝咖啡易引起糖尿病

对消费咖啡最多的芬兰和美国两个国家进行调查后分析发现，这两个国家患糖尿病的人数最多。其中，芬兰人的咖啡消费量居世界之首，该国的糖尿病患者也是世界上最多的。其他北欧国家的咖啡消费量也大，患糖尿病的人数也多。相反，日本人的咖啡消费量在世界上是最少的，糖尿病患者也最少。可见常喝咖啡易引发糖尿病。

此外，不论男女，过多的饮用咖啡均都可增加心脏病、高血压的患病概率，还会出现喝咖啡成瘾现象，给正常的健康生活带来一定的干扰。近年来，随着生活快节奏水平的发展，我国饮用咖啡的人数日趋增加，许多女性由于工作和社交的需要，特别热衷于咖啡的饮用，于是女性经常出现一些健康问题，影响健康生活。因此，对于女性朋友来说，为了以后的身体健康着想，应该养成少喝或者不喝咖啡的习惯。

健康链接

四种办公室饮料大比拼

不喜欢没有味道的水，也可以选择办公室饮料。办公室饮料要满足低糖、低脂肪、低卡路里的特点，让辛劳工作的办公族既能大胆享受，又能保持最佳身心状态。

1．咖啡

每天一杯咖啡相信已是不少白领办公族的习惯了。但这里提醒最好少选择速溶咖啡。如果习惯喝咖啡，尽量不要使用咖啡伴侣，而是在咖啡中直接加入热的全脂牛奶，这样不仅口味同样香浓，而且营养价值更高。

咖啡的提神作用的确存在，但只是早上的时候效果最显著。一天到晚喝咖啡无益健康，反而会引发脱钙危险。喝咖啡时不妨加点鲜牛奶一起喝。不推荐三合一速溶咖啡包，三合一是植脂、白砂糖和咖啡末的搭配，植脂会带来危害心血管健康的反式脂肪，而你还必须顺带喝下去那么多糖，容易热量超标。

2．奶茶

牛奶与茶的融合，就产生了奶气茶香的奶茶。养成爱喝奶茶的习惯有益于你的心血管健康。奶茶一般在吃各种干食时当水饮用，有时单独饮用，则既解渴又耐饥，比各种现代饮料更胜一筹。

奶茶自制的好。常见外卖灌装的珍珠奶茶里其实是没有一点奶的成分，市面的珍珠奶茶=奶精+色素+香精+木薯粉（指奶茶中的珍珠）+水，基本都是奶精调兑，它含的氢化植物油是一种反式脂肪酸，对健康不宜，所以不要多喝。

3．果汁

上班的时候来一杯鲜榨果汁貌似是一件奢侈的事情，其实选择市面上的100%的纯果汁也是不错的选择。果汁中保留有水果中相当一部分营养成分，例如维生素、矿物质、糖分和膳食纤维中的果胶等，口感也优于普通白开水。

买果汁先要分清“果汁饮料”和“果味饮料”。相对而言，前者的果汁含量更多一些，而后者多数只是取其“味”，营养缺乏。建议有条件者多喝进口纯果汁或鲜榨果汁。

4. 茶饮料

不喜欢泡茶喝的人，往往会买瓶茶饮料放在办公室。相比较泡茶而言，瓶装茶饮料是下下之选。总体来说，瓶装茶饮料营养价值不大，是一种饮料而不是茶，经过工业化生产，茶叶中的茶多酚、维生素含量降低，而所加入的色素、白砂糖、香精、防腐剂等添加剂对人体没有益处。很多厂家为了口味还会加入很多甜味剂。

因此，要追求健康和营养价值，茶饮料不是好选择，如果想喝茶，最好现喝现沏。

第四节　喝酒，应酬也要健康

俗话说“人在江湖飘，哪能不挨刀”，职场达人最不能避免的就是应酬，应酬桌上酒是少不了的。既然无法避免喝酒，为了健康我们就要想办法将酒精对身体的危害降到最低，那么怎么喝酒才健康呢？总的来说，就是要将酒精在体内停留的时间缩短，降低其对身体的伤害。那么怎么能做到“千杯不醉”，或者喝完酒能及时醒酒，而不受醉酒之苦呢？其健康喝酒的好方法如下图所示。

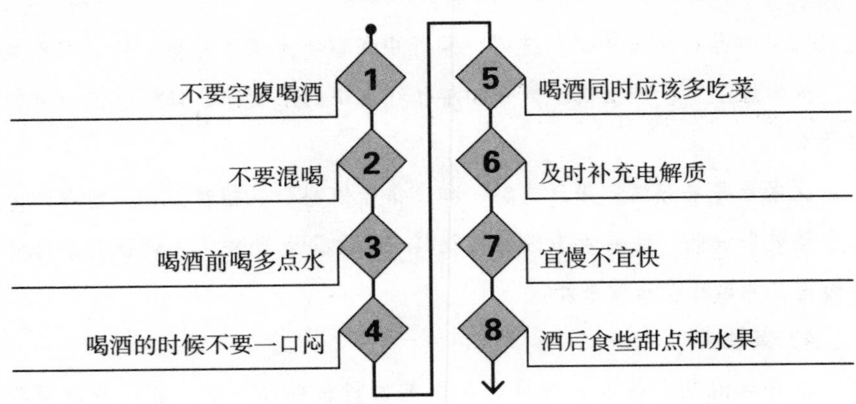

健康喝酒的方法

喝法01：不要空腹喝酒

空腹状态下喝酒的话，人特别容易醉，而且酒精对胃壁的刺激是非常大的。所以喝酒之前一定要先吃点东西，让食物在胃里形成一些保护，减少酒精对于胃壁的刺激，另外还可以让食物和酒精混合在一起降低酒精的浓度，延长人体对于酒精的吸收。其中以淀粉类食物最佳，淀粉类食物中的大分子可以和酒精产生结合，直接起到延缓酒精吸收的作用，例如馒头、面包、豆类等食物。

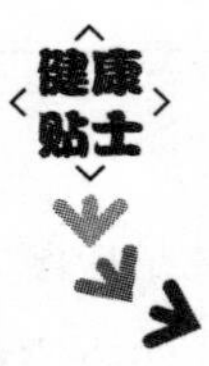

除了主食之外，喝酒之前最好可以喝一杯酸奶，酸奶可以说是最好的胃壁的保护层。因为酸奶本身就是黏稠的，同时还加入了植物胶增稠剂，在胃中停留的时间相对较长。所以建议喝酒之前可以吃一个馒头和喝一杯酸奶。

喝法02：不要混喝

不要和可乐、汽水等碳酸饮料一起喝，这类饮料中的成分能加快身体吸收酒精。更不要多种酒混着喝，喝一杯啤酒再来一杯白酒，接着是一杯葡萄酒，这样很容易就倒下了。

喝法03：喝酒前喝多点水

在饭局开始之前，先喝下半升左右的水，让泌尿系统在开始喝酒之前就可以开始启动，这样当你喝下一部分的酒之后，一部分的酒精就可以直接随着尿液的排出而排泄掉，减少了酒精在体内停留的时间。

喝法04：喝酒的时候不要一口闷

有部分的男士为了表示自己的豪爽，喝酒的时候喜欢一口闷，这样只会让你醉得更快。因为喝酒之后的5分钟，乙醇就会进入到血液当中，30～120分钟的时候血液中的乙醇浓度就会达到顶峰。当喝酒快的时候，血液中的乙醇浓度升高得更加快，导致人体很快就会出现醉酒的状态。

喝法05：喝酒同时应该多吃菜

在喝酒的过程中，千万不要忘记了同时多吃饭，多补充碳水化合物，可以减少酒精性脂肪肝的发生。多吃蔬菜水果可以减轻肝脏的负担。蔬菜和水果可以起到中和的作用，其中水果的糖分可以加速酒精在体内的燃烧，同时补充维生素C、维生素E以及微量元素硒等重要的抗氧化剂都可以有效地起到减轻酒精对于人体的伤害。所以，建议在应酬的饭桌上，一定要多吃饭，多吃菜。

喝法06：及时补充电解质

出发之前最好做好准备，准备一包生理盐补充剂，当身体出现不适的时候用温水送服，或者喝运动饮料，可以快速地解决因为过量摄取酒精所导致的脱水问题。

喝法07：宜慢不宜快

喝酒后5分钟乙醇就可进入血液，30～120分钟时血中乙醇浓度可达到顶峰。喝酒快则血中乙醇浓度升高得也快，很快就会出现醉酒状态。若慢慢饮入，体内可有充分的时间把乙醇分解掉，乙醇的产生量就少，不易喝醉。

喝法08：酒后吃些甜点和水果

喝酒后立即吃些甜点心和水果可以保持不醉状态。俗话说“酒后吃甜柿子，酒味会消失”，这话不错。甜柿子之类的水果含有大量的果糖，可以使乙醇氧化，使乙醇加快分解代谢掉，甜点心也有大体相仿的效果。

现代人应酬喝酒是无法避免的，但是你可以多了解一些健康的常识，减少酒精对身体的伤害，否则喝出了问题，就得不偿失了。

健康链接

饮酒七大误区

1．酒兑饮料很时尚

时下，喝酒兑饮料成了一种饮酒时尚。葡萄酒加雪碧，威士忌加冰红茶，啤酒加可乐……各种“混搭”组合数不胜数。

专家提醒，通常用来兑酒的碳酸饮料，在胃里放出的二氧化碳气体会迫使酒精很快进入小肠，而小肠吸收酒精的速度比胃要快得多，从而加大伤害。另外，兑着饮料喝酒，表面上看是稀释了酒，结果却容易让人越喝越多。

2．白酒伤身葡萄酒养人

很多人认为喝白酒伤身，喝葡萄酒对健康有益，多喝点也没关系。事实上，不管是红酒还是白酒，关键还在于控制饮用量。

专家指出，每周酒精的进食量男性为140克以下，女性为70克以下，超过这个数字就有患酒精性肝病的危险。140克酒精就相当于50度白酒的150～200毫升，也就是说，成年男性每周饮用50度的白酒不能超过

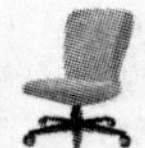

150～200毫升，而葡萄酒则要控制在每天50～100毫升。

3．喝酒红脸不易醉

“喝酒脸红的人不容易醉”，这句话常在宴席上被用作劝酒的理由。但事实上，醉酒和脸色并无多大关系。

一些人认为喝了酒面红如关公是好事，认为这代表血液循环好，能迅速将酒精分解掉，因此不容易醉。但专家指出，酒量和脸色没有太大关系，因人而异。事实上，导致很多人认为喝酒脸红的人不容易醉的原因是，红脸的人大家一般少劝酒，因此喝得少，加上酒后发困，睡上15～30分钟就又精神抖擞了，而白脸的人则往往不知自己的底线，在高度兴奋中喝酒过量。

4．腊肉香肠做下酒菜

聚餐时千万不要空腹喝酒，如果事先不能先吃点东西垫肚子，最好是边吃菜边喝酒。同时需要注意的是，切忌用咸鱼、香肠、腊肉下酒，因为此类熏腊食品含有大量色素与亚硝胺，与酒精发生反应，不仅伤肝，而且损害口腔与食道黏膜，甚至诱发癌症。

5．感情深一口闷

有些人喜欢喝快酒，动不动就劝大家“感情深一口闷，感情浅舔一舔”“走一个”。其实，喝酒的速度宜慢不宜快，喝酒快则血中乙醇浓度升高得也快，很快就会出现醉酒状态，若慢慢喝，体内有充分的时间把乙醇分解掉，乙醇的产生量就少，不易喝醉。

6．烟酒不分家

一些人认为“一支烟、一杯酒，快乐似神仙”，尤其是喝酒到了兴头上，边上递过来一支烟，这时哪怕一些平时没有吸烟习惯的人，也会边说“难得今天高兴”，边接过来点上。但事实上，边喝酒边抽烟，伤肝又伤肺。因为香烟中的尼古丁会减弱酒精对人体的作用，相当于被“麻醉”了，不知不觉中就会大大增加了喝酒量。

7．高度酒才够劲

日常生活中，有些人总觉得低度酒是酒精与纯水勾兑而成的，喝着没劲，而高度酒多为粮食酿造，喝醉不上头，喝着更带劲。

其实，度数越高的酒也意味着酒精含量越高。大量的酒精加重了肝脏的解毒负担，酒的度数越高，摄入量越大，对肝的损伤就越严重。另外，酒精经肝脏分解时需要多种酶与维生素的参与，酒的酒精度数越高，肌体所消耗的酶与维生素也就越多。

第五节　喝汤，滋补养生

汤，是各种食物中最鲜美可口、富有营养并容易消化的品种之一。如果你没有喝汤的习惯，那就赶紧行动吧，喝汤可是好处多多哦!

看上去不起眼的汤里其实蕴藏着丰富的营养物质，各种食物的营养成分在炖制过程中充分地渗出，含有蛋白质、维生素、氨基酸、钙、磷、铁、锌等人体必需的营养元素。特别是夏季，多喝汤不仅能调节口味、增强食欲，还能防病抗病，对身体健康有很大的益处。

我们经常说，营养都在汤里。喝汤虽然好处多多，但切不可进入下图所示的六大误区。

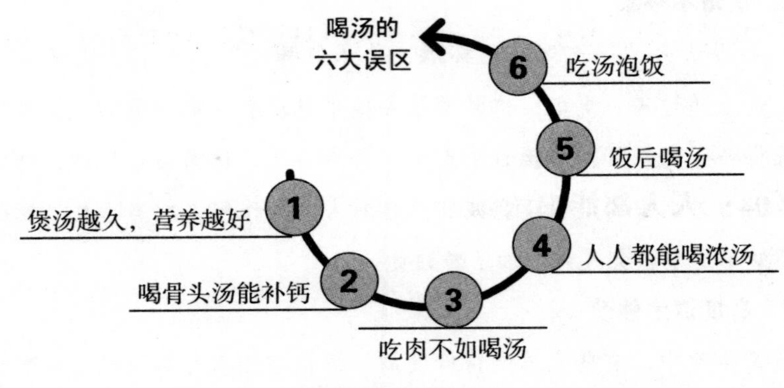

喝汤的六大误区

误区01：煲汤越久，营养越好

广东人有煲“老火汤”的习惯，认为汤煲得越久越够火候，营养也越好。所以，“老火汤”往往一煲就几个小时。其实，经过长时间的煲煮，许多营养素遭到破坏，煲的时间越长，蛋白质变性越厉害，维生素被破坏得越多。老火汤仅含有极少量的蛋白质溶出物、糖分和矿物质，只能说比白开水多一点点营养。因此，煲老火汤时间不宜过长，一般以2小时以内为宜。

误区02：喝骨头汤能补钙

“吃什么补什么，喝骨头汤补钙”，但事实并非如此。骨头中的钙能溶解在汤里的量很低，排骨熬成猪骨汤中的钙量是非常低的。曾经有人检测过，一碗骨头汤含有2~3毫克钙。按成人每日需要800毫克钙计算，估计需要300~400碗骨头汤才可以满足人体一天中对钙的需要。

误区03：吃肉不如喝汤

俗话说，“吃肉不如喝汤”，肉汤的鲜味往往超过了肉的鲜味，人们由此而误认为肉的精华都跑到肉汤里去了，汤的营养比肉好。其实，老火汤的鲜味，是因为经水煮后肉类中的一些含氮浸出物溶于汤内，但食物中的大部分蛋白质仍呈凝固状态留在肉里，而非溶于水中。

煲2小时以上的汤中，蛋白质含量也仅为肉中的5%左右，还有95%的营养成分留在“肉渣”中。因此，只喝汤不吃肉，只是满足了口感而已，而大量的营养成分还是在肉渣里。

误区04：人人都能喝浓汤

“汤越靓，营养越高”，其实并非如此。猪骨、鸡肉、鸭肉等肉类食品经水煮后，能释放出肌肽、嘌呤碱和氨基酸等物质，这些总称为“含氮浸出物”。很显然，越美味的汤，含氮浸出物越多，包括嘌呤等就越多，而长期摄入过多的“嘌呤”可导致高尿酸血症，后者是引起痛风病的罪魁祸首。

并非人人都能喝这些美味的老火汤，像痛风病人、糖尿病患者，因为嘌呤等含氮浸出物都要经过肝脏的加工而变成尿酸经肾脏排出体外，因而过多的嘌呤会加重肝和肾脏的负担。汤的鲜美还与汤中浸出的油脂和糖分有关，这些都不利于糖尿病病情控制。

误区05：饭后喝汤

很多人都是饭后喝汤。这其实是不对的。“饭前喝汤，苗条健康，饭后喝汤，越喝越胖”，这话是有科学道理的。吃饭前先喝汤，可以缓解饥饿感，反射性地兴奋饱食中枢，抑制摄食中枢，至少可以抑制1/3的食欲，防止进食过量。此外。从口腔、咽喉、食道到胃，犹如一条通道，是食物必经之路。吃饭前先喝汤，等于给这段消化道加点“润滑剂”，使食物能顺利下咽，防止干硬食物刺激消化道黏膜。饭前先喝少量汤，好似运动前的热身运动，先使消化器官活动起来，促使消化液分泌，为吃正餐做好准备。

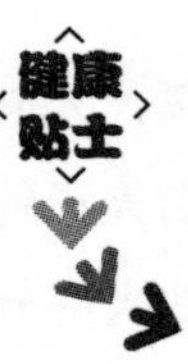

饭后喝汤不但在已经吃饱的基础上摄入了更多的热量，容易使人肥胖，还会冲淡胃肠道的消化液，影响食物的消化和吸收。

饭前喝汤有益健康，也不是说喝得越多越好，也要掌握喝汤的量。一般中餐前可以喝一碗，而晚餐前最好以半碗汤为宜。喝汤时间以饭前缓慢少量喝汤为佳，切忌“狂饮”。

误区06：吃汤泡饭

一些消化不好的人喜欢吃汤泡饭。觉得汤泡饭既有营养又容易下咽。实际上，由于汤泡饭饱含水分，松软易吞咽。人们往往懒于咀嚼。而咀嚼的过程不但对锻炼我们的牙齿很有好处，还是一个预消化的过程。通过咀嚼，唾液会不

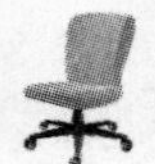

断地产生，把食物湿润，并借助唾液中的消化酶帮助消化吸收及解毒，对健康十分有益。未经唾液的消化过程就把食物快速吞咽下去，给胃的消化增加了负担。日子一久，更容易导致胃病的发作。汤泡饭快速进入胃里不仅使人“食不知味”，而且舌头上的味觉神经没有刺激，胃和胰脏产生的消化液不多。并且还被汤冲淡，使吃进的食物不能很好地被消化吸收。所以，不宜常吃汤泡饭，有胃病的病人更不能多吃汤泡饭。

汤不可泡饭来吃，也不可认为人人都喝得浓汤，知晓喝汤的误区有助于我们的饮食更营养。

健康链接

职场女性喝汤能减压

1. 工作太忙、压力太大的女性

西洋参甲鱼：这个汤品对于那些工作繁忙、压力过大的白领女性特别适合，可以补气养阴、清火除烦、养胃。

2. 失眠、肤色黯淡的女性

虫草老龟：冬虫夏草与老龟一起饮用，有健脾、安神、美白皮肤的功效，是白领女性四季适宜的补品。

3. 脾胃不强，火气非常大，满脸痘的女性

土茯苓老龟：清热解毒健脾胃。土茯苓的味道比较重，所以在烹调时应用一点调味品来调和味道。

4. 秋冬干燥，肺热、咳嗽多痰的女性

虫草煲水鸭：主要作用是补肺益肾、止血化痰，但中医讲究鸭肉属凉性，所以更加适合夏季食用。除此以外要注意，脾胃虚寒和胃溃疡的人最好不要食用，免得适得其反。

5. 压力性头疼的女性

天麻乳鸽汤：天麻对于头痛眩晕、肢体麻木效果特别好，而乳鸽营养丰富，口感滑嫩，所以深受用脑过度的女性朋友的青睐。

第六节　喝水，杯具你选对了吗

喝水的学问很多，很多人已经了解到哪些水应该少喝或者不喝，但是对于杯子的选用却很少考虑。杯子和水是离不开的，水选对了，杯子选错了，还是一样不健康。

玻璃杯、搪瓷杯、陶瓷杯、塑料杯、不锈钢杯、铁杯、铝杯、纸杯……当我们去商场选购水杯的时候，各种各样的杯子就会闯入我们的视线，尤其是那些颜色鲜艳、造型独特的杯子更是引人注目，挑来挑去就挑花了眼。究竟该如何选择呢?

选择01：玻璃杯

水杯首选应该是玻璃杯。别以为玻璃杯只是通透好看，在所有材质的杯子里，玻璃杯可是最健康的。

玻璃杯在烧制的过程中不含有机的化学物质，当人们用玻璃杯喝水或其他饮品的时候，不必担心化学物质会被喝进肚里去，而且玻璃表面光滑，容易清洗，细菌和污垢不容易在杯壁孳生，所以人们用玻璃杯喝水是最健康、最安全的。

选择02：塑料杯

塑料杯便宜、不怕摔，深受上班族喜爱，但在办公室里最好别用塑料杯。因为塑料中大多添加有增塑剂，其中含有一些有毒的化学物质，用塑料杯装热水或开水的时候，有毒的化学物质就很容易稀释到水中，并且塑料的内部微观构造有很多的孔隙，其中隐藏着污物，清洗不净就会容易孳生细菌。所以，在选购塑料杯时，一定要选择符合国家标准的食用级塑料所制的水杯。

选择03：搪瓷杯

建议上班族使用搪瓷杯，因为搪瓷杯是经过上千度的高温搪化后制成的，不含铅等有害物质，可以放心使用。但五颜六色的搪瓷杯最好不要选，在那些鲜艳的颜料里却藏着巨大的隐患，尤其内壁涂有釉，当杯子盛入开水或者酸、碱性偏高的饮料时，这些颜料中的铅等有毒重金属元素就容易溶解在液体中，人们饮进带化学物质的液体，就会对人体造成危害。

了解了各种材质杯子的特性，相信你能根据自己的需要选择合适的杯子了吧。但在平常使用过程中，还有下图所示的几个细节值得注意。

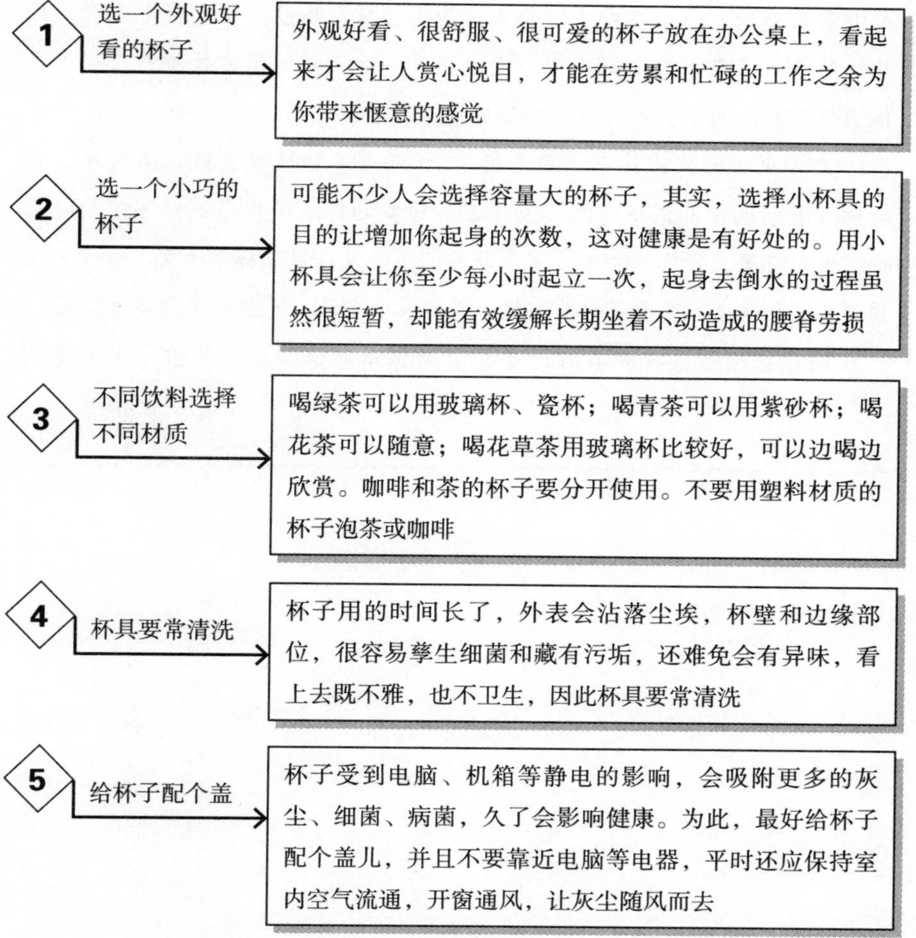

选择杯子的细节

健康链接

保温杯泡茶易致癌

工作闲暇之余泡杯热茶在手边，最能为工作提神，不少白领开始用上保温杯。那么用保温杯泡茶好吗?

如今的保温杯大部分都是利用密闭方式进行保温的，不管是什么品牌的保温杯，都不要用来长时间沏茶水。茶叶本身的构造很特殊，一旦在密闭的情况下就很容易发酵，发酵之后的茶叶会产生对人体有害的物质。

此外，如果用保温杯泡茶，只要不是长时间泡着，相对于其他杯子还是有些好处的，由于茶叶中富含丰富的蛋白质、脂肪、糖、维生素以及矿物质等多种营养成分，对大部分人来说是一种天然的保健饮料，只要不在保温杯里长时间泡，就可以喝得健健康康。

而如果长时间泡，茶叶中的维生素C等营养物质就会被完全破坏，也会因为长时间在高温中浸泡降低了茶的保健功能。不仅是茶叶不能长时间泡在保温杯里，像汤、牛奶或者中药等都不能呆在保温杯里太久。如果实在想用保温杯喝茶，那用茶壶冲泡好，等到茶水变温，再倒入保温杯里保温。

因此白领在冬天喝茶时，尽量少用保温杯泡茶，即使泡了也不要搁太久。

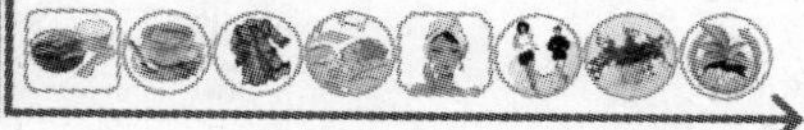

第三章

3

职场达人，穿出健康美丽

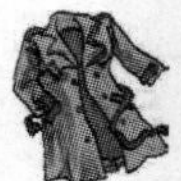

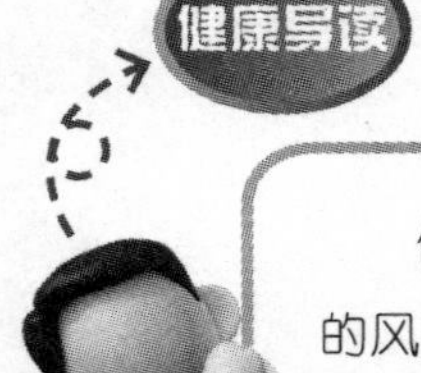

俗话说：“人靠衣服马靠鞍。”在职场中，穿着打扮显示着个人的风采精神，合适的着装会给你带来意想不到的效果。作为职场达人，穿着要因地制宜、符合身份、清洁、舒适，在秀出自己的同时，更要注重健康。

我们常常听人说“如何吃出健康”，但是较少听人说“如何穿出健康”。殊不知，服装不但影响到人的精神面貌及风度，而且直接关系着人体健康和生命的保护。

第一节　选对面料，让穿着更健康

衣食住行，以衣为先。人们很难把服装与危害这个字眼联系起来。事实上，有毒的服装对人体的伤害不亚于有毒食品。那么衣服的面料有哪些？一般来说衣服的面料有如下图所示的几种。

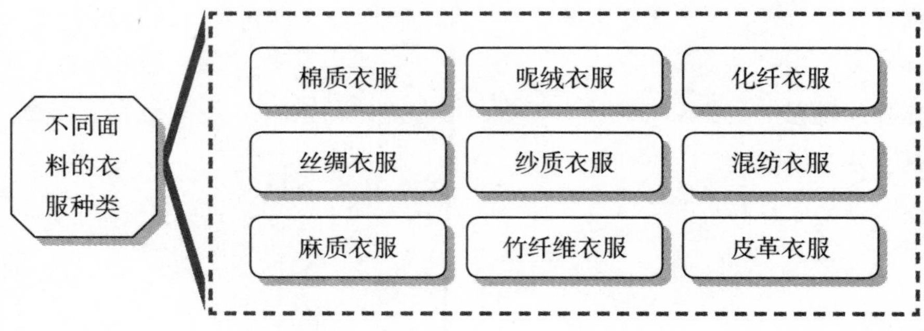

不同面料的衣服种类

面料01：棉质衣服

棉布是各类棉纺织品的总称。棉多用来制作时装、休闲装、内衣和衬衫。优点是穿着柔软舒适，保暖性好，吸湿性强，透气性甚佳，不易产生材质过敏，服用性能良好，染色性能好，色泽鲜艳，色谱齐全，耐碱性强，抗虫蛀。它的缺点则是易缩水、弹性差，服装保形性欠佳，易折皱，外观上不大挺括美观，穿着时必须时常熨烫，有褪色现象，易霉变，不耐酸。

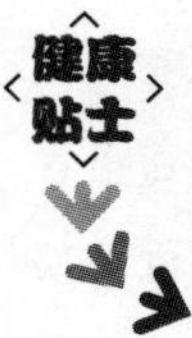

在服装及棉布存放、使用和保管中应防湿、防霉；不可长时间曝晒，晾晒时需将里层翻出，不可长时间浸泡，不可拧干，注意防湿、防霉，阴干。

面料02：丝绸衣服

丝绸是以蚕丝为原料纺织而成的各种丝织物的统称。与棉布一样，它的品种很多，个性各异。它可被用来制作各种服装，尤其适合用来制作女士服装。它的长处是轻薄、合身、柔软、滑爽、透气、色彩绚丽，富有光泽，高贵典雅，穿着舒适。它的不足则是易生折皱，容易吸身、不够结实、褪色较快。

面料03：麻质衣服

麻布是以大麻、亚麻、苎麻、黄麻、剑麻、蕉麻等各种麻类植物纤维制成的面料。一般被用来制作休闲装、工作装，目前也多以其制作普通的夏装。它的优点是强度极高，吸湿，热传导大，迅速散热，穿着凉爽，强度、导热、吸湿比棉织物强，出汗后不贴身，不易产生静电，较耐水洗，耐热性好、透气性甚佳，不易受潮发霉，对酸碱反应不敏感，抗霉菌，色泽鲜艳，不易褪色。它的缺点则是穿着不甚舒适，外观较为粗糙，生硬。

面料04：呢绒衣服

呢绒又叫毛料，它是对用各类羊毛、羊绒织成的织物的泛称。它通常适用于制作礼服、西装、大衣等正规、高档的服装。它的优点是防皱耐磨，手感柔软，高雅挺括，富有弹性，保暖性强。它的缺点主要是洗涤较为困难，不大适用于制作夏装。

健康链接

纯毛的概念和标识

在市场上，人们常可看到羊毛产品有“纯羊毛”或“100%羊毛”两种标志，有人以为“纯毛”就等于“100%羊毛”，其实不然。从字面上说“纯毛”应当是100%羊毛。但实际上，在生产过程中，为了改善纤维的纺织性能，使织物更加耐用，有的产品常常要加入一些涤纶或锦纶的非毛纤维。对于加入量的多少，国家标准中有明确规定。这样，我们就明白了。纯毛产品并非是100%羊毛，标明纯毛产品的，则是已按规定范围加入非毛纤维，因而应比100%羊毛产品价格低。

面料05：纱质衣服

适合爱美的女性穿着，兼具飘逸与舒适的特点。质地很轻薄，穿在身上有很好的舒适感，有良好的吸湿性和透气性，独具稀、薄、爽等风格。

面料06：竹纤维衣服

竹纤维是一种环保纤维。竹子有抗菌防紫外线特征，在纤维提纯过程中用高科技工艺保护其天然的抗菌抑菌、除臭和防紫外线物质，具有透气强、织物悬垂、丝质滑爽、染色鲜艳、抗菌、除臭、防紫外线、反复洗晒也不失诸多功能。

面料07：化纤衣服

化纤是化学纤维的简称。它是利用高分子化合物为原料制作而成的纤维的纺织品。通常分为人工纤维与合成纤维两大门类。它们共同的优点是色彩鲜艳、质地柔软、悬垂挺括、滑爽舒适。它们的缺点则是耐磨性、耐热性、吸湿性、透气性较差，遇热容易变形，容易产生静电。

面料08：混纺衣服

混纺是将天然纤维与化学纤维按照一定的比例，混合纺织而成的织物，可用来制作各种服装。它的长处，是既吸收了棉、麻、丝、毛和化纤各自的优点，又尽可能地避免了它们各自的缺点，而且在价值上相对较为低廉，所以大受欢迎。

面料09：皮革衣服

皮革是经过鞣制而成的动物毛皮面料。它多用于制作时装、冬装，分为如下图所示的两类：

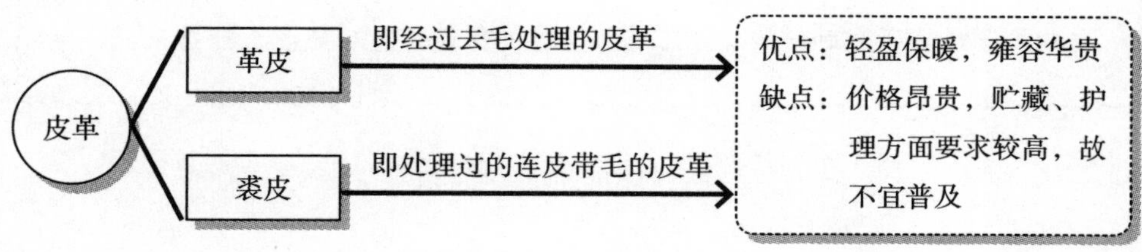

皮革的分类及优缺点

健康链接

衣服也含毒，重者可致癌

衣服我们每天都要穿，衣服的面料很多，越来越多的消费者选购衣服在关注服装品牌、颜色、款式和价位的同时，更注重服装的面料。劣质的衣服面料会对身体产生有毒物质，甚至有致癌的危险。那么，我们该如何选择衣服面料呢？

环保化学专家说，其实，挑选衣服面料很有学问，最好选择天然生态产品。

总体而言，天然的材料更好一些。像棉的、麻的、丝的、皮的、毛的。在天然材料里，棉、麻、丝更好一些。一般化纤、混纺或者是染料使用得比较多的材料相对来讲安全性比较差一些。

穿着这些含有化学元素偏多的产品，容易引起人体不适，专家不建议购买。特别是化纤里面都会有很多的添加剂，容易造成皮肤湿疹，像甲醛、重金属这些有害成分会通过毛孔进入人体内。有一些颜色鲜艳的衣服，苯胺化合物含量比较高，容易掉色、脱色，易对人体的皮肤造成过敏甚至有致癌的风险。

现在很多衣服都打着新型面料，贴有莫代尔、竹炭纤维等标签。这些面料具有防臭、抗菌、消炎、抗紫外线、防辐射、止痒等多种保健功能。环保化学专家提醒，这些新型绿色纺织品也未必就像其宣传的那样功效齐备。这种功能往往可能在销售过程中被宣传夸大，材料可能也没有按照当初检验或者研究时候的配方工艺，这样的保健绿色功能会大打折扣。

第二节　春季巧穿衣，健康美丽双加分

春天的天气变幻莫测，总让人难以捉摸，有些人甚至形容春天的气温犹如股市，很容易出现暴涨和暴跌现象，故老百姓在此期间穿多穿少、穿厚穿薄，真是五花八门、杂乱无章，不少职场达人更是只求风度而不顾温度。其实，春季穿衣大有学问，应当坚持“春捂秋冻”的原则，否则一旦着凉，各种病菌就会乘虚而入，从而引发各种疾病。

“春捂”有利于抵御风寒，调节人体恒定温度，可减少疾病，尤其是常见的呼吸系统传染病的侵袭。其次，春天阳气渐生，阴寒未尽，尤其是早春，日温差较大。因此，着装应既宽松舒展，又柔软保暖，还需注意随气候变化而增减，切忌减衣过速。另外，春季寒气多自下而起，此时穿衣宜为“下厚上薄”。对此，职场女性尤应注意，切勿过早换裙装，以免导致关节炎及多种妇科疾病。同时，温暖的春风暗藏杀机，出汗后应及时擦去，切勿敞怀劲吹，以防伤风。

有时候春季穿衣上有一点点的不注意都会导致感冒，那么在温度不稳定的时候，春季穿衣该注意什么呢？其要点如下图所示：

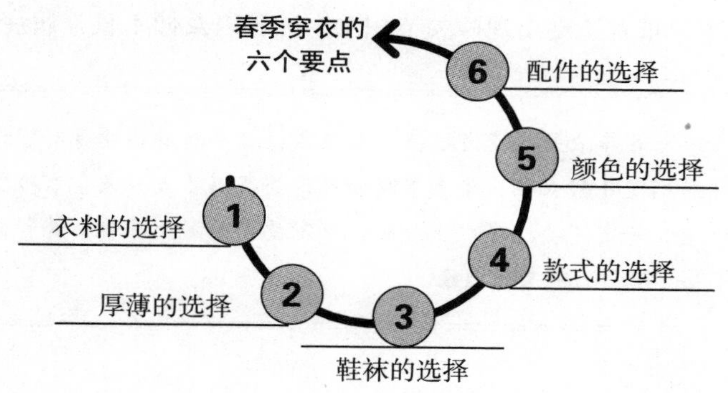

春季穿衣的六个要点

要点01：衣料的选择

春季穿衣打扮之道，莫若一个“松”字最好。因为人体的身心相应，形体上的舒适放松能够缓解精神上的紧张焦虑。而春天的气温忽冷忽热，所以职场达人在选择衣料时首先要选择具有一定的保暖性而又柔软透气吸汗的衣料，如纯棉、纯丝绸的料子最适宜做内衣内裤，对皮肤有保养作用，不会引起皮肤瘙痒症；全毛薄花呢、羊毛呢是春天套装的上好选料；全棉细帆布、磨绒斜纹布、灯芯绒等也是上佳的春季服装面料，可以做成各类休闲夹克、衬衫及长裤。

要点02：厚薄的选择

忽冷忽热的三月里，气温变得快，人们的衣着变得更快。天一热，许多时尚女子便纷纷脱去了厚重的冬衣，换上了绚丽的春装，甚至穿上了单鞋。所以，发生膝关节病变的病例越来越多，而且以女性为主。许多女性有冬季爱穿裙子、春季过早换春装的习惯，特别是脚下露出脚面的“瓢鞋”，更是寒气侵入体内的主要途径，而受凉是关节病等病症的主要诱发因素。

通常人体的下半部血液循环要比上半部差，很容易受到风寒的侵袭，也就是“寒自脚下生”。如果春季不注意保暖，天一热就急忙减衣服，稍不注意就会着凉、感冒、发烧，甚至还会在上了年纪之后出现膝关节疼痛，逐渐发展为膝关节骨质增生，重者还会出现膝关节积水、肿胀以及伸不直等病症。

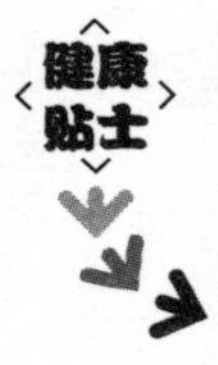

> 春季衣着应慢慢过渡，衣服减得过早对身体健康有害无益。特别是年轻女性，早春乍暖还寒，昼夜温差大，又常有冷空气侵袭，一定不要过早减少衣服，更不要早早穿上凉鞋“秀”玉足，多“捂”几天有益健康。

要点03：鞋袜的选择

春天的到来，人们的活动增加，常常远足郊游或举家外出进行空气浴、日光浴以吐故纳新，故春季鞋袜的选择也很有讲究。春天皮肤易过敏，袜子最好选择纯棉的。春天鞋子最好选择宽松些的，郊游远足时选择皮革面料的运动鞋；家居时可选择皮拖鞋，即保暖又透气；上班时可选择软牛皮面料皮鞋。总之春季的鞋袜既要能保暖防寒，又要能透气防湿，还要穿着舒适。

要点04：款式的选择

在春季里，职场达人对衣服款式的选择也有好几种，具体如下图所示：

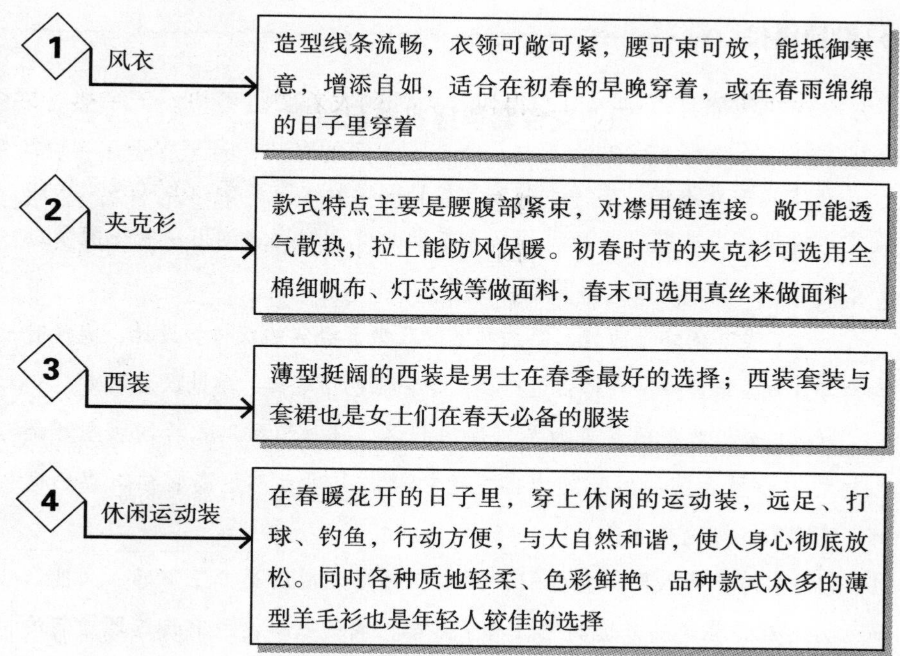

春季里衣服款的种类

要点05：颜色的选择

在色泽的选择上可根据年龄和肤色来进行挑选，红、橙、黄是暖色，符合春天的热烈、明快，适合于青少年。绿、蓝、紫为冷色，色调清新、素雅，适合中、老年人在春天穿着。

要点06：配件的选择

早春时节，具有非凡的装饰效果而且又非常实用的配件就莫过于帽子了，它们还能够充分修饰不完美的脸型，轻松展现令人羡慕的瓜子脸型。而且春季的紫外线是不可忽视的一个环节。一顶帽子不仅能打造完美的明星味，还能保护你的皮肤。

健康链接

职业女性春季穿衣搭配指南

对于上班族来说，选择一套适合自己的服装非常重要，看起来不仅让人赏心悦目，也非常有气场。那么春季职业女性们应该如何穿衣搭配呢？分享一下经验，让职业女性更有职业范。

（1）浅紫色修身西装，简约利落的版型，经典的双排扣设计，大气时尚，修身版型很显瘦。内搭白色衬衫，下穿黑色铅笔裤，单鞋很有气质。

（2）宽松版型的深色西装，简约利落，宽松有致。松垮的版型却是在简约中凸显大牌的感觉。内搭白色衬衫，下穿卡其色高腰裙，黑色裤袜，高跟鞋，超有御姐范。

（3）对于新入职场女性们，穿衣相对来说活泼不少庄重感，又能凸显活力，选择亮色的外套和牛仔裤来搭配，简约利落，没有传统职业装的拘束感，相对来说更为时尚。

（4）针织衫是春季必备的单品，选择亮色系，更显精神还非常减龄。内搭格子衬衫，清新感十足，下身搭配牛仔裤，复古的皮鞋，既知性又优雅。

（5）立体化蕾丝衬衫，精美大气，蕾丝元素的加入，是衬衫的一大亮点。下身搭配白色蓬蓬裙，特别可爱显嫩。

（6）粉色衬衫，充满了甜美的味道，系上彩色小丝巾作为领结，更是女人味十足。下身选择深色的半身裙来搭配，更为知性优雅。

第三节　夏季穿衣，凉爽又健康

穿衣服也要穿得健康？这是很多人都没有想过的问题。没错，在夏季，不仅要穿出美丽的衣服，健康舒适也同等重要，不然打扮得再漂亮，没有穿出健康，那也是白费。酷暑季节，“简单、凉爽、美观、能保护皮肤”是夏季着装所要遵循的原则。其要求如下图所示：

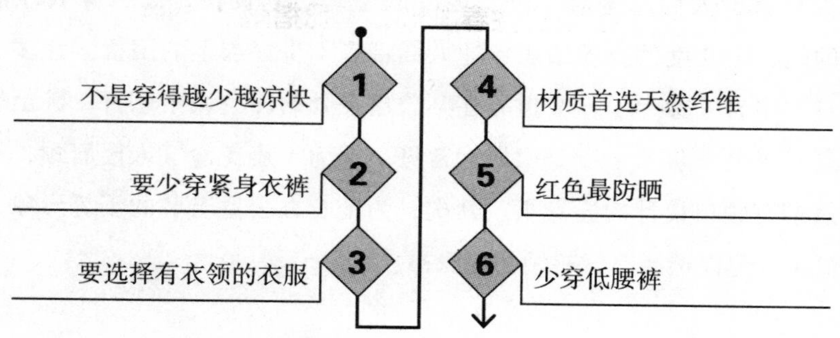

夏季着装应遵循的六大原则

原则01：不是穿得越少越凉快

天气炎热，不少人认为穿得越少越透就越凉快，但是在气温接近或超过37℃的时候，皮肤不但不能散热，反而会从外界环境中吸收热量。从这个意义上说，越是暑热难熬之时，男性越不要打赤膊，女性也不要穿过短的裙子。晚上睡觉时最好穿上睡衣，不仅吸汗，同时还可以防止受凉。因为虽然人体皮肤上的温度不断变化，以保持身体的恒温，但人体的腹部和胸部的皮肤温度几乎固定不变。所以即使是热得难以入睡的晚上，也常有不少人因受凉而发生腹痛、腹泻或其他肠胃、呼吸道和心血管系统疾病。因此，要以免“风邪”入内，祸及脏腑。

原则02：要少穿紧身衣裤

要想穿出健康，就要少穿紧身衣裤，以利身体内排出的汗气散发，要勤于换洗衣物，防止汗液浸湿生细菌。女人穿紧身衣裤不利于体内排出的汗气散发，却有利于病菌的侵入。骄阳当空，身体的调节中枢在调动一切生理机能排汗降温，如果经常穿紧身衣裤，就会产生湿疹、皮疹等疾病。太紧的衣服不容易通风，导致闷热、容易受到霉菌感染等，从而造成身体的不适，例如阴道、尿道发炎等。

原则03：要选择有衣领的衣服

炎炎夏日，人们总是对办公室内外的温差感到畏惧，怎么穿衣才恰到好处呢？的确，十几度的温差给职场达人们带来不少穿衣上的困扰。穿多了，生怕在烈日下中暑，穿少了，又担心在办公室强劲的冷空调中感冒，甚至患空调病。而夏日办公室着装中连身裙最为常见，但为了避免冷气入侵肩颈，最好选择短袖及带有领口设计的连身裙。其次，为配合办公室着装的干练形象，领口设计要简单，建议选择有衬衫领的连身裙。

原则04：材质首选天然纤维

从衣服材质上看，棉、麻、丝等天然纤维是夏季穿衣的最好选择。丝绸衣服亲肤性很好，重量轻、厚度薄，夏天穿上既舒适美观，还会感觉通体凉快。棉质衣服吸汗，透气性好，而且面料柔软，不僵硬。麻质的衣服因为其分子结构松散、质地轻、孔隙大，透气性和吸水性非常好。布料衣服织得越薄、越稀疏，衣服越轻，穿起来越凉快。

原则05：红色最防晒

从衣服的颜色上，一般人都认为夏天穿白色、浅色衣服会凉快，其实白色或太浅的颜色会反射紫外线，易伤害皮肤。红色最能吸收日光中的紫外线，所以夏天在户外穿红色衣服最防晒。黑色虽然是吸热最快的颜色，但散热也最快。在室内或是阴天时穿黑色衣服，会发挥它散热快的功能，能快速排走皮肤表面的热量，让人感觉凉快不少。

原则06：少穿低腰裤

五一期间，22岁的广告潮女小陶迫不及待地换上短袖T恤、低腰裤。可接下来的几天，她感觉腰酸背痛，还拉肚子。医生为小陶检查后诊断，正是她穿着的低腰裤太暴露，造成寒邪侵袭。

腹部密布神阙、关元、命门等穴位，与女性的生殖系统密切相关。低腰裤会使寒气顺肚脐入侵女性体内，不但会导致胃痛、腹泻等疾病，还很容易引起宫寒。

宫寒的女性可能会出现习惯性流产、痛经、白带异常等多种妇科疾病。在临床上，很多宫寒的年轻女性虽无器质性病变，却很难怀孕。此外，宫寒的女性身体环境如同冬天，在这样的环境里，“种子”即使发芽，也可能生长发育慢，生出的宝宝体质偏弱，天生抵抗力不强。

健康链接

夏天女性穿衣应注意细节

夏季，是爱美的女性展示自己的好时节，服饰缤纷多彩、式样繁多。在穿戴这些服饰的时候，有些女性在细节上未加注意，让人感觉一丝遗憾。

（1）夏季衣服领口都开得很大或很低，人在做低腰等动作时，往往会露出内衣和胸部，这有给人轻浮之感，建议在做这些动作的时候，尽量腾出一只手按在胸口上以免走光。

（2）白色很纯洁，很多人喜欢穿，但在穿着时往往有个误区，认为白色的衣裤当然要配白色的内衣才不会显出来，可这个结果就是更明显的现出内衣来，所以换成肤色内衣才是正确的做法。

（3）穿无袖衫时，在出门前检查一下腋下的毛剃干净了吗？

（4）近几年流行拖鞋，有些坡跟拖鞋挺重的，或者细跟拖鞋挺高的，有些人穿着不习惯，为了保持平衡就拖着走或身体跟着晃，如果不适应的人还是不要尝试了，或先在家里练习一下。

（5）脚后跟和肘部是常常被忽略的死角，晚上洗澡时用磨砂膏去掉死皮，可别让毛糙的脚后跟成为一大败笔。

第四节　秋季穿衣，适度才健康

我国很早以前就有“薄衣御寒”养生法，明确指出“薄衣之法，当从秋习之”。也就是说秋天不要太快地添加衣服。这样，就避免了多穿衣服产生的身热汗出、汗液蒸发、阴津伤耗、阳气外泄，顺应了秋天阴精内蓄、阳气内守的养生需要。所以秋冻要冻得合理、冻得适时、冻得健康。

讲究秋冻的原因是，秋冬之后，天气变凉，人的毛孔要闭合起来防着凉，如果过早就把厚衣服穿上了，毛孔就会因为受热而开放，突然降温带来的寒气就容易透过毛孔伤人。那么在秋季穿衣有什么技巧呢？可采用下图所示的技巧。

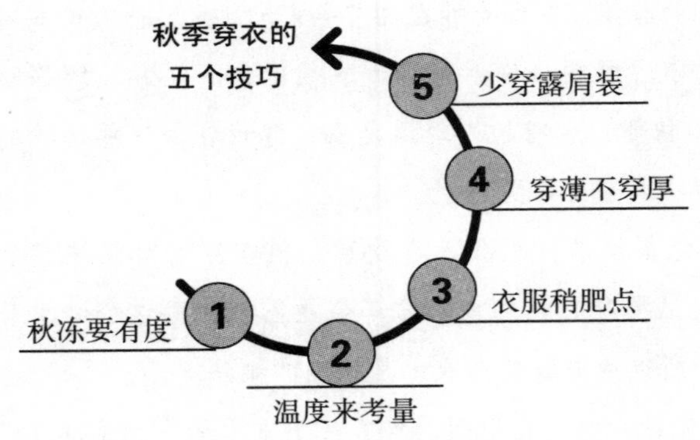

秋季穿衣的五个技巧

技巧01：秋冻要有度

“春捂秋冻”是我国传统医学总结出来的养生之道。刚入秋时，一般是凉而不寒，过早地穿上厚衣服，身体与“凉”接触太少，体温调节中枢得不到很好的适应，调节体温的能力就下降，人体的抗寒力随之下降，真正入冬后，就很难适应寒冷，所以适当“冻”一下身体，会增加皮肤和黏膜对寒冷的耐受力，有利于增加抵抗力。

当然“秋冻”要因人而异，老人和小孩的抵抗力相对较弱，不宜秋冻。“秋冻”也不能走极端，而应循序渐进，不要因大意而受凉。例如，爱美女性虽然不怕冻，但一定要保护好肚脐、后背和双脚，这三个部位一旦受寒将会很伤身。

技巧02：温度来考量

在初秋时节，除早晚天凉和冷空气入侵时需要添衣保暖外，在余暑未消的白天，还是应该顺应冷暖，及时增减衣物，否则，极容易患上感冒，而支气管炎、哮喘、消化性溃疡等慢性病患者，也容易诱发或加重病情。

技巧03：衣服稍肥点

秋季气候比较干燥，如果穿一些紧身的衣裤，那么在运动或者做其他事情的时候会严重影响关节肢体的活动，这样还会摩擦皮肤，影响血液循环，对身体没有好处。所以最好在秋季还是选择一些宽松的衣服，衣料最好也是柔软一些的。

技巧04：穿薄不穿厚

秋季里适度的凉爽刺激能促进身体的物质代谢，增加产热，有助于提高人体对低温的适应力。不过，秋季早晚温差大，所以最好的办法是穿薄而多层的套装，这样比穿厚而单层的衣服保暖性能更好，光线充足时还可以随时脱掉外套。

技巧05：少穿露肩装

秋季要少穿露肩装，以免颈背肌肉因寒气侵入诱发颈椎病；少穿露脐装，以免腹部受凉；女性不要赤脚穿鞋，以免受寒着凉，导致子宫、下腹部血液循环不畅。外出时可随身备一条长围巾，以备气温突变随时保暖。

度过了炎炎的夏日，我们在享受秋季给我们带来凉爽的同时，也要注意好秋季的诸多易发病。那么怎样才能防止秋季易发病呢？学会下图所示的五招，保暖搭配一个都不少。

1 穿着贴身衣服 → 天冷时穿着贴身衣服必须有弹性且合身，才能隔绝冷空气，同样材质的衣服，合身与宽大者相较，前者必定较后者保暖，而且合身的衣服较能显露曲线，自然较美观。但是合身的衣服必须是吸汗透气者，棉质加上少许弹性纤维是最理想的组合

2 慎选毛衣材质 → 开丝米毛衣轻暖舒适且不易掉毛，弹性极佳，但是必须干洗处理。此外，毛料勿直接接触皮肤，最好内衬棉衫以免过敏，一般在室内其实穿两件衣服就够了

3 外套的选择 → 铺棉夹克或棉袄可平实可华丽，可挡风雨可水洗，怕冷的人穿羽绒衣，爱美的女人穿风衣也很美

4 围巾及披肩的应用 → 脖子保暖身子就暖和，如果有一件好的披肩，御寒效果可抵一件大衣，且携带轻便好配色。而围巾可与上衣做搭配，有画龙点睛之效

5 注意腿部保暖 → 一定要注意好腿部的保暖，对于腿部保养，鞋子的鞋跟不宜过高，鞋子要选择暖和的鞋子，鞋底最好要防滑。裤袜最好是棉质的，能够有很好的保暖效果

秋季穿衣的五个招数

衣服和饮食一样，是维护人体得以生存不可缺少的条件，王充在《论衡》中说：“夫衣与食俱辅人体，食辅其内，衣卫其外。”衣服具体的作用是调剂人体的体温，保护人的身体。

我们每个人都要穿衣，衣服是我们生活的必需品，我们的一生都在与衣服一起度过。但是，很多人穿了一辈子的衣服却还不了解穿衣服的要领，从而导致经常生病。为了我们的身体健康，我们一定要注意好日常的穿衣搭配，

更要注意好保养。

健康链接

秋季穿衣的五大禁忌

秋天到了，天气凉了，适时添衣成了人们早晚需要考虑的保健问题。但是，许多现代女性却只要风度不要温度，在冷空气频繁来袭之时，还一如既往地穿着“露脐装”“露腰装”“吊带衫”或者常穿紧身内衣裤和牛仔裤。殊不知不注意合理穿衣，可能会令女性患上不孕症。

1．露脚穿凉鞋易痛经

俗话说，病从寒起，寒从脚生。因此足部的保暖很重要，尤其是女性需要特别注意。秋季早晚温差大，而且又多雨，喜欢赤脚穿时尚凉拖的女性极易因此受寒着凉，导致子宫、下腹部血液循环不畅，造成经期提前或延迟，严重者还会因子宫肌痉挛、组织缺血而致痛经。

专家建议，即使在秋天多雨季节，最好也不要为贪图方便赤脚穿凉拖。在室内空调房里，最好还要记得穿双薄丝袜。

2．秋季少穿高领衣

高领衣是常见的秋季御寒服装，不过，专家提醒您，穿高领衣可要当心“衣领病”。据了解，“衣领病”又叫“衣领综合征”，医学上称之为“颈动脉窦综合征”，导致这种症状主要是高领或领带过紧压迫了颈动脉窦，从而引起血压快速下降和心率减速，致使脑部供血迅速减少，以致出现头晕或晕厥等现象。

预防“衣领综合征”，最好的办法就是穿适合的高领衣服，系领带和领结时切勿过紧。特别是患有高血压或糖尿病、甲亢等病症的人，更应避免穿过紧的高领衣服。一旦发现“衣领综合征”的病人，应迅速将病人仰卧，并解开衣领，抬高双下肢，让更多的血液回流心脏，使病人尽快恢复过来。

3．露肩装易发颈椎病

颈椎病的诱因很多，落枕、睡姿不当都可能会引发颈椎病。另外，引起颈椎病的原因和受凉有很大关系。秋季气温较凉，此时依然常穿吊带装、露背装的女性，颈背肌肉很容易因寒气侵入而诱发颈椎病。

专家提醒，爱美女性秋凉后还应尽量少穿露肩、露背装，以免颈椎、腰椎受寒。如果一定要穿，不妨在外加件镂空的小外套，或者披条质地柔软的丝巾，既能够保护颈椎，又不失仪态。

4．露脐装虽亮眼，当心病从“脐”入

入秋以来，很多爱美女性仍穿露脐，导致肚脐受凉，出现呕吐、腹痛、腹泻等胃肠系统疾病。

肚脐是胎儿脱离母体后，被剪断的一小部分脐带经过一段时间后脱落，形成“疤眼”，虽然肚脐已不能发挥实际的生理作用，但它通人体内外，是保健要穴，中医称之为“神阙”或“脐中”穴，它既是治疗某些疾病的重要穴位，也是人体对外界抵抗力最薄弱的部位，是某些病毒侵入肌体的“门户”。

因此，在着露脐装时应注意对脐部的养护。首先要注意脐部的卫生，要常清洗积于此的汗液。其次就是要注意防“风”，早、晚天气较凉爽，或者阴雨天气温较低时最好不要穿过露的服装，电扇、空调的凉风不要正对着脐部猛吹，穿露脐装骑摩托车或自行车时车速不宜太快等，以防病从“脐”入。

5．紧身牛仔裤秋天要少穿

入秋后，妇科炎症的患者多了起来，其中以霉菌性阴道炎居多。霉菌是一种真菌，一般性的消毒剂很难将它彻底杀灭，汗液中的一些有机物对霉菌来说是很好的“粮食”。

入秋后，很多女性喜欢穿紧身内裤和牛仔裤，这样便在特殊部位营造了一个高温潮湿的小气候，便于霉菌大量繁殖。所以在秋天紧身牛仔裤要少穿。

第五节　冬季穿对衣，保暖才健康

前几日，上学那会儿就以“会保养”名闻远近宿舍的同窗小孙病了，大家约好了去看她，一见面就拿她开涮：“做报纸编辑、一周一块版玩儿似的工作量，也能把你累病？”小孙愁眉苦脸地说：“不怪别的，就怪今年我新买的这双高筒靴子，当时只图样式好看，薄薄的一层牛皮，瘦瘦长长的，谁知穿上后影响脚的血液循环，坐在办公室里小腿以下经常像泡在凉水里一样，入冬没几天就得了重感冒。唉，真是老人说的那样，‘寒从脚起’呀。”

爱美的小孙虽然这次得了这个教训，却一点也没减少好为人师的脾气，从身边事说起，又不失时机地把她的办公室冬日养生忠告派送给朋友们。其忠告如下：

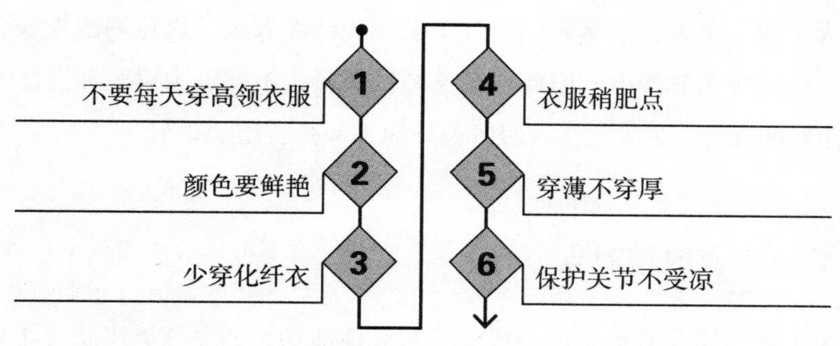

冬季穿衣六大忠告

忠告01：不要每天穿高领衣服

冬季天气寒冷，许多人习惯穿一些高领毛衣、高领衫、高领棉袄等以此来保暖。但衣领过高、过硬、过紧会引发一种新的时装病——“高领晕厥症”，他们在转头速度过快时，会突然发生头昏、眼花、心动过速、恶心等症状，心

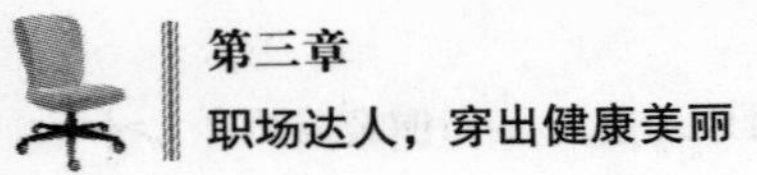

脏功能不好的人甚至会因心脏停搏而昏厥。

穿高领羊毛衫在电脑前坐久了，也会比平时更加感到颈肩酸痛、呼吸不顺畅。冬季坐办公室的人要特别注意，再怕冷也不要穿太高太紧的高领内衣或毛衫，否则容易压迫颈动脉引起脑组织供血不足，昏头昏脑的你工作效率怎么会高？

忠告02：颜色要鲜艳

冬天人容易困倦没精神，而颜色艳丽的衣服可以有效改善疲惫，起到醒脑提神的作用，建议穿红色、橙色和黄色。红色能刺激身体兴奋、产生温暖感，增加心率、脑电波的活动及呼吸频率；橙色能增加食欲、缓解疲劳，对乏力、过敏和便秘有一定改善作用；黄色是最有助于记忆的颜色，这种颜色也能升高血压，提高心率，改善心情。

忠告03：少穿化纤衣

冬天干燥、风大，尽量别贴身穿羊毛或化纤类衣服，以免刺激皮肤引起瘙痒。冬天也最容易起静电，因此应该穿纯棉面料，不要因为耐脏和洗涤方便而穿化纤面料的衣物。另外，洗衣服时最好加入一些衣物柔顺剂。

忠告04：衣服稍肥点

冬天干燥，紧身衣裤不但妨碍关节和肢体活动，还会摩擦皮肤、压迫皮下组织，有碍血液循环。冬天衣着应以宽松为主，衣料以柔软下垂为宜，还可以有效预防过敏。

忠告05：穿薄不穿厚

冬天里适度的凉爽刺激能促进身体的物质代谢，增加产热，有助于提高人体对低温的适应力。不过，冬天早晚温差大，所以最好的办法是穿薄而多层的套装，这样比穿厚而单层的衣服保暖性能更好，光线充足时还可以随时脱掉外套。此外，冬天要少穿露肩装，以免颈背肌肉因寒气侵入诱发颈椎病；少穿露脐装，以免腹部受凉；女性不要赤脚穿鞋，以免受寒着凉，导致子宫、下腹部血液循环不畅。外出时可随身备一条长围巾，以备气温突变时随时保暖。

衣着单薄也违背了冬季养生的原则，从中医角度讲，下身衣着单薄导致寒气很容易就侵入体内，可能引起“子宫寒冷”，如果不好好调理，可能导致月经紊乱，严重起来还会影响生育。女人的生殖系统其实很怕冷，但现在许多职场女性，为了展示身材曲线，每天顶着凛冽寒风，穿着流行的裤袜、短裙和靴子出门，很容易让子宫受寒。可是很多年轻女性都没有这方面的常识，根本没有把自己的痛经、月经不调等症状和自己的穿着联系起来，如果长此以往，对身体伤害很大，特别是育龄期妇女，如果月经总是不准，会影响怀孕。

忠告06：保护关节不受凉

打底袜、雪地靴……冬季严寒也不能阻挡女士的爱美之心。每年冬天，即使是三九严寒，总有一些爱俏的职场佳人只穿短裤短裙配一双靴子，真是“美丽冻人”。有的男士为了避免臃肿，也只穿单裤上阵。

可美丽“冻”人的你是否有过夜里躺在床上感觉小腿肌肉酸痛，翻来覆去睡不着；长时间坐着起来活动时，感到关节疼痛……如果有以上症状，你该注意保暖了。

冬季穿裙子，寒凉之气很容易侵入小腿和膝盖。膝关节脂肪含量少，比较受寒冷刺激。而且冬天穿裙子会使腿部血管痉挛，使膝关节周围供血减少，导致关节抵抗力下降。当寒气侵入，身体的自我保护机制启动，与侵入的寒气发生对抗，身体随之出现不适状态。

上班族应根据温度的变化增减衣物，在天气寒冷的时候注意膝关节保暖（过于寒冷可佩戴护膝），不要穿短裙、短裤，这样容易使膝关节受寒风侵袭，诱发膝关节炎。

以上这些穿衣忠告可以帮助我们在冬季保暖防病，想要健康过冬，穿衣方面也要注意。

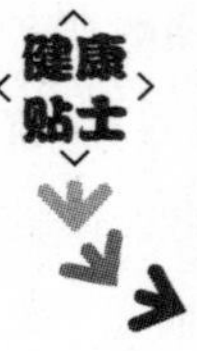

冬季御寒的重点是双脚，脚是全身气血运行的重要部位，而且离地面最近，最易受寒，俗话说“暖人先暖脚”。因此要选择一双舒适保暖的鞋子，鞋袜要干爽，久在室外站立时，要时不时地活动一下。

健康链接

冬天穿衣保暖法则

寒冷的冬季里，有时即使穿得里三层外三层，到了室外还是会冻得直哆嗦。其实，这可能是你穿衣方法不对。冬天只要遵循下面三条穿衣法则，御寒保暖就不是难事。

1．材质上，“内薄软、中保暖、外防风”

衣物本身并不产热，而是通过缓冲冷空气和体表热空气间的对流保存热量，如果内衣穿得过厚，不仅不舒适，还会增加内衣里的空气对流，使保暖性下降，因此内衣应以薄、软的棉织材质为主。中层衣服不和皮肤接触，属于保暖层，吸湿性要强，羊毛、羊绒、纯棉材质最合适。外衣要以防风为主，面料要致密，不宜穿着毛线编织的外套。

2．款式上，“内贴身、中宽松、外收口”

冬季干燥，皮肤敏感，因此内衣要贴身、柔软、没有刺激性，但要注意，保暖内衣容易产生静电，减少皮肤水分，因此不可贴身穿，以免引起瘙痒。中层衣服不要过紧，适度宽松，否则不但不利于保暖，还会影响人体的体温调节功能，减弱御寒能力。外衣过度宽松肥大容易钻风，冷空气乘虚而入，很容易造成热量散发，影响局部保暖，因此外衣的领口、袖口、腰部、脚踝等处最好有收口设计。

3．部位上，“顾两头、腿要厚、腰别露”

两头指的是头和脚。人体热量大部分从头部散发，所以出门一定要戴上帽子，最好能遮住额头，风大时可以选择防风的皮帽。颈部受寒可能引发血管收缩和颈部肌肉痉挛，所以一定要戴围巾或穿件高领衫，尤其不要让脖颈后面暴露在外。棉鞋鞋底要厚，鞋头尖、鞋帮低、鞋底薄都不利于足部保暖。腿部是冬季保暖的重中之重，如果下肢保暖做得好，全身都会觉得暖和。腰部双肾附近最怕风寒侵袭，尤其是女性，腰部受寒会引起气滞血瘀，影响生殖功能。因此穿衣要注意腰部的衔接，上衣一定要盖过腰部，少穿低腰裤。

第六节　穿着习惯，决定着健康

有个男士胸闷、气短、咳嗽，到医院看病，吃了很多药也治不好，医生束手无策。他以为是绝症，绝望之余决定自杀，自杀前到裁缝那儿想做套好衣服发送自己。裁缝边量尺寸边说：“领口16。”男人说：“不对，是15。”裁缝仔细量了后说：“不对，是16，如果穿15的话，你会胸闷、气短、咳嗽。”

可见，服装的穿着习惯和健康是紧密相关的。职场达人们穿衣时应注意下图所示的五个要点。

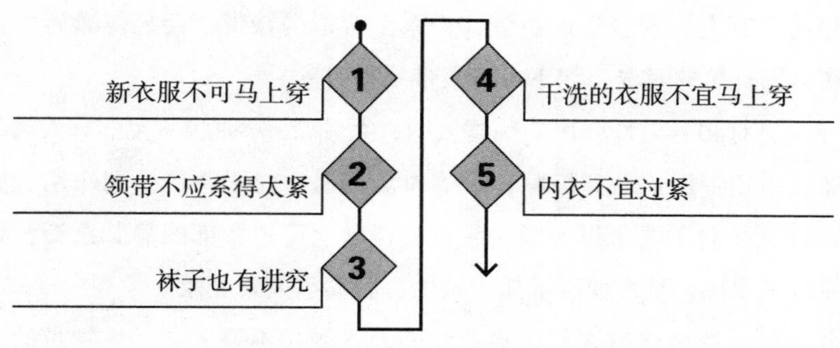

穿衣时应注意的五个要点

习惯01：新衣服不可马上穿

人们通常在购买了新衣服之后，拆开包装拿出来就穿在身上，其实这样做是不利于健康的

不少的新衣服上，多多少少都会残留一股异味，尤其是质量不佳、较为便宜的衣服，异味更大。这种异味实际上就是甲醛，甲醛经常用来处理棉布容易皱的问题。高温高压环境下，甲醛分子和棉纤维分子相结合，就可以产生出防皱的效果。衣服后期处理不佳的话，就容易有甲醛的残留问题。

所以市面上的衣物上多多少少都会有甲醛的残留，甲醛可能会诱发过敏性鼻炎，出现喷嚏连连、鼻涕不断，甚至还会有口腔水肿、眼睛痒等的过敏症状。所以建议无论是贴身衣物，还是外衣，购买回来后一定要彻底地清洗一遍，消毒完全后才能穿，特别是过敏体质的人士更应如此。

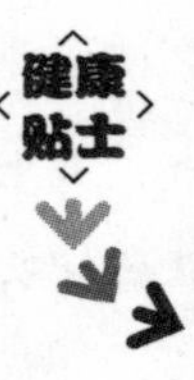

衣服在生产、运输、销售等过程中，难免也会沾上灰尘或者其他的物质，所以即使新衣服上没有甲醛或者其他化学物质的残留问题，为了身体健康，预防其他过敏物质导致皮肤过敏的问题，建议还是及时地清洗干净，放在太阳底下彻底晾晒干之后再穿着。

习惯02：领带不应系得太紧

青年男子穿上一套合身的西装，再系上合适的领带，会显得潇洒大方。然而男士在修饰打扮的时候，切不可将领带系得过紧。

研究人员对40名男性公民的测试表明，系领带3分钟后，大部分人的眼压提高了20%。系领带压迫颈部静脉，影响血液流通，对眼睛产生副作用。德国专家建议，系领带时不要系得太紧。领带扎得紧会压迫颈部的静脉血管，导致更多的血液涌到眼部，从而使眼部压力增大，容易引发青光眼。

为此，眼科医生告诫人们，穿唐装的人，领扣不要太紧；系领带的人，不要把领带系得过紧。让脖子有个适当的自由度，才能够有效地保护眼睛。

习惯03：袜子也有讲究

许多朋友为了防止袜子下滑，喜欢穿袜口紧一些的袜子，甚至脚踝部都勒出了红痕。殊不知，袜口过紧，对健康非常不利。

脚踝是脚部血液循环的重要关口，如果袜口松紧合适，静脉血液就能顺利通过脚踝流回心脏，倘若袜口太紧，会导致本该流回心脏的静脉血液淤滞在脚踝附近，将使心脏负担加重，长久下去甚至会引发高血压。

人们常常感觉脚发凉，可能也是袜口太紧的缘故，是由动脉血液不能及时到达脚部，导致脚局部的新陈代谢降低造成的。此外，袜口太紧，还会导致脚部皮肤角质层增厚，变得粗糙、干燥，日久会诱发鸡眼、脚垫等。因此，我们在选择袜子时，除了注意其质地、大小外，更应看袜口的松紧是否合适。

另外，当今上班族大多都以皮鞋为主。我们知道皮鞋的透气性不如凉鞋，脚在里面容易出汗，如果没有袜子来吸汗，大多数汗液会渗入皮鞋中。再加上皮鞋很难做到每天在太阳下晾晒，很多细菌和真菌就会在其中滋生，引起皮肤疾病，比如脚气、细菌感染甚至发生丹毒等。

绝大多数皮鞋在加工时会使用黏合剂、染料等，如果皮肤直接和鞋子接触，容易引起过敏；再加上脚部经常出汗，会使更多的过敏原从鞋子中释放出来。如果穿的是橡胶内里的皮鞋，那就更要小心了，因为由橡胶导致过敏的现象更为普遍。

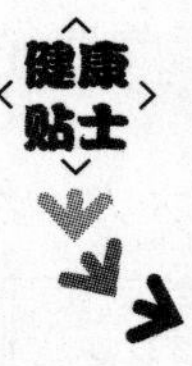

职场达人们在穿皮鞋时，最好要穿袜子并且穿吸汗的棉袜，女性也可以选择化纤的丝袜。脚容易出汗的人，建议穿分趾袜，因为真菌喜欢温暖而潮湿的环境，要尽量保持脚趾缝的干燥，预防脚气。

习惯04：干洗的衣服不宜马上穿

很多职场达人为了方便，习惯将衣物拿到洗衣店干洗，但干洗衣服所用的溶剂，对人体健康的确有不良的影响。

衣服干洗是用一类叫做高氯化合物的化学品作为活性溶剂，这种物质对人体的神经系统有害，长期接触就有可能患肾癌。另外，美国有研究报告显示，略带潮湿的干洗衣服所散发出来的气体，是污染室内空气的物质之一。

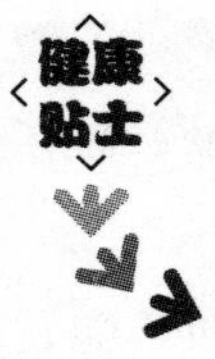

专家指出，最好选择穿那些不用干洗的衣服。将衣服拿到洗衣店干洗，洗过后拿回就穿，这对人体健康有不良影响。因为干洗最普通的溶剂是四氯乙烯，而皮肤吸收了四氯乙烯的气体会引起头晕眼花、恶心等症状，如果你的衣服一定需要干洗的话，那么把干洗的衣服挂在通风的地方，等三四天后将衣物上的干洗溶剂挥发后再穿。

习惯05：内衣不宜过紧

很多女性在选择文胸的时候都爱好紧一些的，以为这样会塑造出更完善的胸部，但往往疏忽了过紧的肩带勒出的红印及忍耐呼吸艰苦的苦楚。医生说，文胸如果过小，会对胸部及肩膀的肌肉造成压迫，时间长了会使呼吸困难、肌肉疲劳并影响血液循环，严重的还会出现头晕、胸闷、手臂酸痛、发麻等症状。

内裤过紧对人体的损害也不小，会影响血管、淋巴的畸形工作，并使臀部长期处在缓和状况，影响正常压缩。严重的还会造成下肢浮肿及骨盆变形等不良成果。职场达人们在选择内裤时，最好选择平角裤并且是纯棉的透气性好的内裤，为了预防疾病的发生，建议你每天换洗一次内裤。

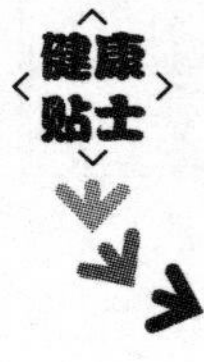

如果女性长期戴含有大量化学纤维的文胸，易导致生育后的哺乳期缺乳或无乳症，要特别留神。因而，女性最好挑选品质好、大小适合的文胸。

健康链接

女性可能杀死自己的穿着习惯

女性总是爱美，所以，你必须承受“美”带来的健康问题。当谈到衣着的时候，很多人可能并不能理解其中的缘故，过高的高跟鞋带来的脚趾伤害，紧身裤让你的胃肠持续不适……

这些时尚的衣着，其对健康的影响远远超出脚趾痛和闹肚子，时尚达人们，你们感到害怕了吗？

1．“恨天高”高跟鞋

拇囊炎、皮肤硬结、槌状趾是穿高跟鞋所导致的最为常见的伤害。5厘米以上的细高跟鞋，不仅看起来摇摇欲坠，还会给你的健康带来更为严重的伤害，譬如应力性骨折、脚踝扭伤，甚至缩短跟腱，还有一种伤害叫做“滑囊”，听起来很可爱实际上非常痛苦，基本上就是在脚跟背面生长出骨头。更不用说，高跟鞋对膝盖造成的压力，可以延伸到髋关节，然后是你的背部……

2．紧身牛仔裤

紧身牛仔裤会让你的臀部线条更好看，这点毋庸置疑。但是，在你的躯干和腿之间，像香肠一样紧紧的包裹，可能导致出现消化问题，包括严重的气体排出，还有一个讨厌的小东西，叫做肚腩肉。当你腿被压缩，腿部神经被挤压，可能导致刺痛的感觉，甚至产生大腿外侧的灼痛，或者，麻木到感觉腿似乎已经不是自己的了。

3．人字拖和平跟鞋

这样的鞋子，穿起来确实非常舒服，所以，还会造成什么问题吗？首先，这种鞋子几乎没有任何支撑，会增加足弓的压力，导致足底经膜炎和跟骨骨刺。更可怕的问题，这类鞋子还会再不知不觉中改变你的走路方式，因为你往往需要缩短脚步，或者卷起脚趾。所有这些，都可能导致髋关节、膝盖和背部疼痛。如果你难以拒绝平跟鞋的舒适，那么，就为它找到一些能够支撑的办法吧，或者不要长时间穿着。

4．塑身衣

你迫切的需要平坦的小腹？压缩肚腩的确会给人一种美观的错觉，但是它会导致胃灼热，以及让胃酸倒流恶化。更重要的是，所有这些额外的压力，会严重破坏你的肠道，尤其是肠易激综合征患者。

5．超大手提包

超大手提包可以帮助我们携带更多的物品，但是背着一大袋的东西，对你的身体来说却是个坏消息，它会带来背部疼痛、肩膀压力，甚至头痛。长时间携带沉重的包袱，还可能造成退化性关节疾病。如果你不准备缩小随身包的大小，那么，可以试试足够宽的肩带，或者带轮子的手提箱。

6．丁字裤

什么伤害是这一小块看起来很脆弱的材料能够做到的呢？极小的面料，可能造成外阴暴露，从而增加细菌感染的机会，妇科问题就会随之而来。此外，还有尿路感染等问题，尤其是选用不透气的织物时，伤害更大。

7．耳环

大多数人都知道，廉价的珠宝通常含有镍，可以导致皮肤容易过敏的人发生过敏现象。大而沉重的首饰，还可能造成其他的损害，譬如，导致耳叶下垂、穿孔伸展等，在极少数情况下，还可能导致耳垂撕裂。

第七节　鞋子，合脚才舒适

俗话说，脚下没鞋穷半截。时装鞋越来越精彩，人们越来越重视鞋的装饰价值而忽视实用价值。鞋和时装不同，时装尤其是外衣，性能、材质、结构偏离一点不足以影响健康，唯美也可。鞋在这一点上更像内衣，实用功能是根本，美在其次。因此，国外许多国家将童鞋划属保健品范畴，制定了极其严格细致的标准。鞋不符合标准或选择错误，再漂亮也不足取。

穿着不合适的鞋子，也会有损健康，甚至会引发多种疾病。当穿上过小或过紧不合脚的鞋走路时，脚会很快疲劳，那么支配脚的神经元——腰的相应部位也会随之疲劳，而且会通过脊髓到大脑。由于脚上有许多穴位，脚上的病必然会给内脏器官造成影响。健康穿鞋必须注意下图所示的三点：

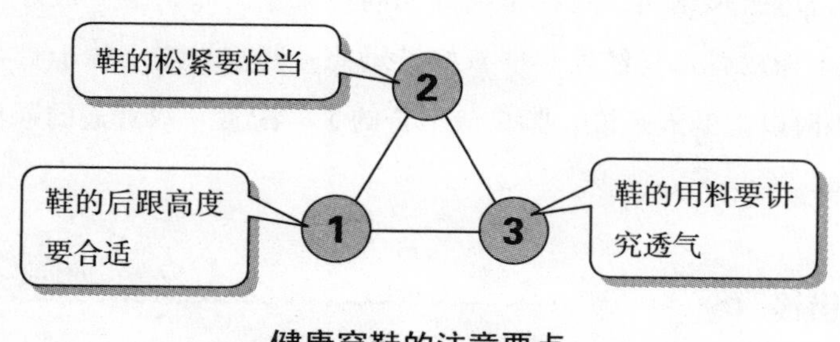

健康穿鞋的注意要点

注意01：鞋的后跟高度要合适

2~3厘米的鞋跟能使足弓更趋合理，使人的臀部前收，腹部拉紧，胸部挺起，使人看上去挺拔而有活力。平底鞋使人的重心过于靠后，走路时脚后跟砸地，震动可传到脑部。过高的后跟则使脚趾、跖骨吃力加大，并受到挤压，使踝、膝应力增大，腰、腹必须前挺以保持平衡，容易导致腰、臀部肌肉、韧带劳损。久之，足趾变形，多形成拇外翻、拇囊炎。现实生活中，矮个子多穿高跟鞋以提高高度。实际上鞋跟的高度应与身高成正比，个矮的人穿高跟鞋危害更大。

注意02：鞋的松紧要恰当

过紧的鞋会把脚挤坏，形成拇外翻，脚底出现鸡眼、胼胝。过松的鞋，脚在鞋中晃荡，鞋不跟脚，脚底过于用力、磨损而疼痛。由于四季穿的袜子厚薄不同，鞋子穿久了会变松、变大，甚至一天中脚的大小早晚都不同，因此用鞋带来调节较为适宜。弯腰困难的老年人，可穿一拉就开的鞋。值得家长注意的是，千万不可让小孩穿过紧的鞋，否则会让孩子的脚长成畸形。买鞋时要留出一点空间，脚长大后要及时更换鞋子。

注意03：鞋的用料要讲究透气

透气的材料不仅不捂脚、舒适，而且还不易得脚癣。有的鞋透气性较差，尤其是鞋底，尽管很结实，脚在里面却如同蒸桑拿。布鞋透气最好，但不入大雅之堂，也不像皮鞋那样结实。一双好鞋远比一匹宝马之于骑士重要。对于一天要站9个小时以上的人来说，脚是最辛苦的了，配置一双舒适的鞋再应该不过的了。

健康链接

穿高跟鞋的注意事项

（1）鞋跟不高于7厘米，以3厘米的鞋高度最好，4~6厘米，就已超出身体适宜保健的范围，7厘米，更是健康极限。尽量选坡跟、圆头或宽头的鞋子为好，可避免脚趾受挤压。

（2）平时不要总穿相同高度的高跟鞋，以免脚部同一处经常受到挤压。

（3）平时端坐时，应先弯曲双脚，然后轻轻将双腿伸展，维持此姿态30分钟，不要抬起双腿，可使脚部放松。

（4）穿着高跟鞋走路时应挺胸收腹，自然大方，稳步而行，不宜弯腰曲背，也不宜疾走快跑，更不能上山爬坡。

（5）平时多注意脚部的保养，养成热水泡脚的习惯，并适当地按摩一下。

（6）如果穿鞋跟比较高的高跟鞋，要注意场合，不要在平时挤车，或在不平整的马路上穿，因为这种鞋是为特殊场合设计的，如舞会等。

（7）有些特别高的高跟鞋的设计并不是为了来走路的，在特定时候穿有极大的“性”意义，在平时就没有必要穿了，因而要特别注意。

（8）平时穿高跟鞋走路应注意不断地休息，休息时可以把脚尖翘起，活动一下小腿。

（9）最好不要赤脚穿皮鞋，这样会伤害脚部的皮肤。

（10）穿尖头的高跟鞋时，要注意有时间活动一下脚趾，这样可以舒缓一下，防止同一部位过分受到挤压。

（11）平时修剪指甲不宜太狠，防止指甲发炎。

（12）穿高跟鞋走路，脚跟一定要不时向后移，不要因为高跟而导致脚趾受力过大，要给脚趾一定的空间，哪怕是很小的。脚趾使劲往前冲，看上去也不美观。

（13）选购新高跟鞋一定要稍微紧一些，不要太大。

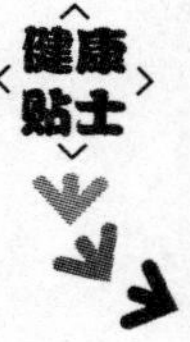

买鞋最好在下午3～4点的时候，这时的脚会比较涨，此时选择的鞋子在日后穿着时不会挤脚。此外，最好能试走5分钟，确保鞋子真正合脚舒适后才买。

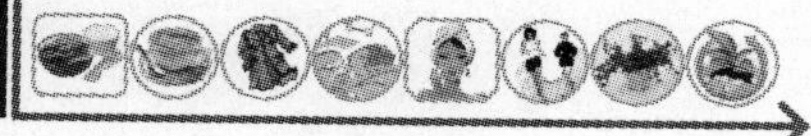

第四章

4

职场达人，睡出健康气色

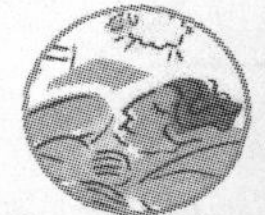

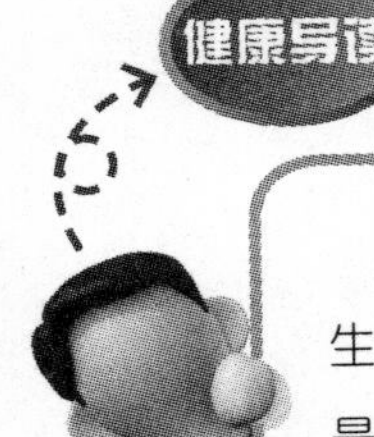

睡眠就像食物和水，是我们每一个人生存必须的生理需求。人的生命旅途中，几乎有三分之一的时间是在睡眠中度过的。因此，睡眠是生命赖以延续的一种生理现象，是一种养生需要。

现代社会生活节奏不断加快，人的睡眠质量似乎却一直在下降。睡眠不足，会影响大脑的创造性思维、会影响青少年的生长发育、会影响皮肤的健康。经常睡眠不足，会使人心情忧虑焦急，免疫力降低，由此会导致种种疾病发生，如神经衰弱、感冒、胃肠疾病等。可见睡眠好坏与身体健康息息相关。

第一节　工作太忙，也要保证睡眠

上班是一个很累人的事情，每天无数的事情等待大家处理，加上有时候还要额外加班，很多人都觉得很累。在办公室工作的职场达人每天几乎对着电脑，无时无刻都在查资料、看信息，这样对于很多人的健康就是个问题了。

很多人因为工作问题导致身体不好，主要的一个情况就是失眠、睡不好觉，因为休息不好，工作的效率就会受影响，睡觉的时候睡不好也很痛苦，很多人都有这样的经历，下图所示的是一些解决睡眠的好办法，帮你提高睡眠质量。

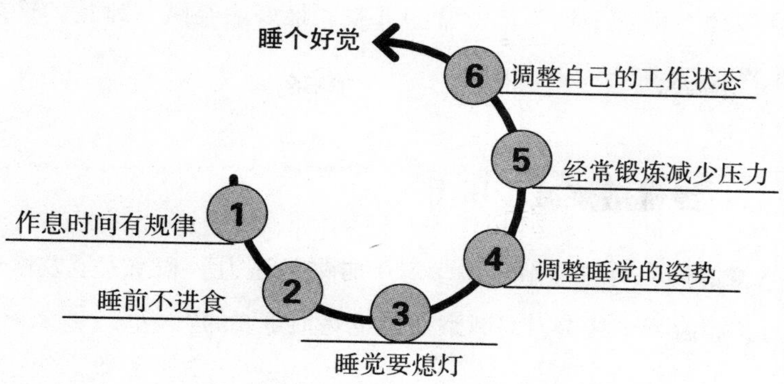

解决睡眠质量不好的六个办法

办法01：作息时间有规律

有规律的按时睡觉，按时起床很重要。不按时休息会扰乱你的作息生物钟。这样就会容易导致失眠。每天按点起床，按点休息，就是周末休息也要保持。

办法02：睡前不进食

人在睡觉休息的时候，人体的消化系统也会随之进入休息状态，睡前吃东西，喝提神饮料、茶水、咖啡都会影响睡眠，让你难以入睡。想保持好睡眠，一定要杜绝睡前进食。

办法03：睡觉要熄灯

人体的生物钟是根据感应外界的光、温度来判定作息时间的，开着灯睡觉就会影响人体的生物钟。

办法04：调整睡觉的姿势

躺在床上休息的时候，有时候翻来覆去就是睡不着，怎么躺都不舒服。选择一个舒服的睡觉姿势对睡眠很重要。例如侧身睡，在双腿的中间垫个枕头，平身睡觉在双体下面垫个枕头都非常的舒服，最好不要趴着睡觉，这样会造成腰疼、颈椎疼。

办法05：经常锻炼减少压力

每天坚持锻炼，可以缓解工作学习中带来的压力。和家人朋友聊聊天，看看娱乐节目，缓解一下疲劳，对睡眠质量也是很重要的。

办法06：调整自己的工作状态

这点需要大家有一个自我调节，例如工作的间隙要活动一下身体，尤其是办公室文员一类的工作，每天坐在电脑边不动，这样直接影响自己的身体内分泌，所以在坐了一段时间之后就要活动几分钟。

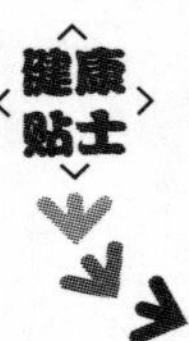

不关灯睡觉会影响你的生物钟，因为生物钟是靠外界的光源、温度等判断时间的，所以睡觉时要关灯。

健康链接

上班族睡觉的五戒律

睡觉是最天然和有效的养生方式，而且好的睡眠比任何补品、护肤品的效果都要好。但睡觉也要遵守五个戒律，这样才能保证睡眠质量。

1．子时之前一定要睡觉

长年熬夜的人，无论男女，直接伤肝，日久伤肾，逐步造成身体气血双亏。许多精神不振的人，多有晚睡的习惯，这往往容易伤肝伤精伤胆。这样的人，眼睛往往也不好使，心情多抑郁，快乐的时候不多（肺气也受影响，长期得不到有效宣发的原因）。还有的人认为晚上睡得晚了，白天

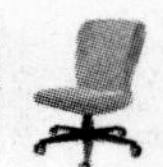

可以补回来，其实根本补不回来，要么睡不着，要么睡不够，即使感觉补过来了，其实身体气血已经损伤大半了。

2. 睡时宜一切不思

很多时候，失眠源于入睡时有挥之不去的杂念。此时，不要在床上辗转反侧，以免耗神而更难入睡，最好的办法是起坐一会儿后再睡。实际上，对于现代人来说，要想在晚上11点前入眠，早早地上床酝酿情绪也很关键，以便给心神一段慢慢沉静下来的时间。“先睡心，后睡眼”，说的就是这个道理。

如果还是不行，可以尝试在睡觉前简单地压腿，然后在床上自然盘坐或者跏趺坐，两手重叠放于腿上，自然呼吸，感觉全身毛孔随呼吸一张一合，若能流泪打哈欠则效果最佳，到了想睡觉时倒下便睡。

3. 午时宜小睡或静坐养神

午时（相当于上午11点至中午1点），此时，如条件有限，不能睡觉，可静坐一刻钟，闭目养神。其实，正午只要闭眼真正睡着3分钟，等于睡两个钟头，不过要对好正午的时间。夜晚则要在正子时睡着，5分钟等于六个钟头。

4. 睡眠一定要早起

早起的好处在于，一方面，可以把代谢的浊物排出体外，如果起床太晚，大肠得不到充分活动，就无法很好地完成排泄功能。此外，人体的消化吸收功能在早晨7点到9点最为活跃，是营养吸收的“黄金时段”。所以，千万不要赖床，头昏、疲惫不堪很多都是由于贪睡引起的。

5. 睡眠的起居注意

环境上，睡觉时注意睡觉关窗，不能开风扇和空调，否则容易损伤气血。所以说晚上睡觉不开窗，不开空调，不开风扇，连房门也关上，效果最好。如果热，就把房门打开，窗户关上，虽然效果差了一点，但是不至于第二天早上起来浑身乏力，后背僵硬。

饮食上，晚上不能暴饮暴食，否则肚子胀鼓鼓的，翻来覆去也睡不着，既影响胃的功能，也降低睡眠质量，得不偿失。

睡觉时四肢要暖。四肢不暖，肯定是肾阳不足，应该在睡觉之前把手脚捂暖，尤其是手脚、肚脐和背后的命门都要盖好。这里教肾阳虚的人一个好方法，就是睡觉时穿上棉袜子并戴上手套睡觉，刚开始可能不太习惯，慢慢就好了，坚持一段时间效果会非常明显。

关于睡觉的姿势，入睡快的人可右侧卧，右手掌托右耳。

第二节　压力太大，提高睡眠质量

人的一生有三分之一的时间时在睡眠中度过的，充足的睡眠有利于消除疲劳和恢复体力，有利于身心健康和工作效率的提高，是人们保持旺盛精力参加学习，工作和社会活动的必要条件。那么，如何提高睡眠质量呢？其方法如下图所示：

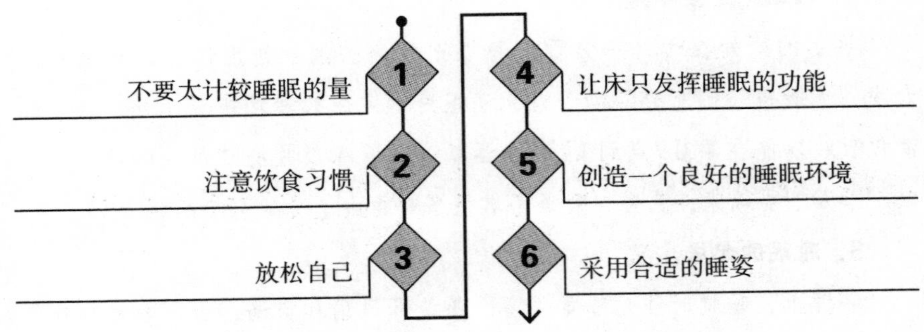

提高睡眠质量的方法

方法01：不要太计较睡眠的量

对睡眠量的要求是因人而异的，而且不同年龄的人也不一样，年龄愈小，睡眠量需要愈多，随着年龄的增长，睡眠会逐渐减少。一个人一天并非一定要睡上8个或7个小时，合理的睡眠量应以能解除疲劳，保持精神愉快，能很好地进行一天的工作与学习为标准。相反，如果对睡眠的量过分计较，常因少睡半小时而心神不定，对“睡个好觉”只能是有害无益的。

方法02：注意饮食习惯

晚餐不要吃得太饱，或空腹睡觉，这两种情况都会影响人的睡眠。临睡前吃点奶制品或喝一杯牛奶有助于睡眠。睡前忌饮大量含酒精的饮料包括啤酒及其他酒类，它们虽然能促使人入睡，但会影响睡眠质量；当酒精的安神功效过去后，你就会立刻醒过来。此外，含咖啡因的饮料，如咖啡、茶、可乐饮料及巧克力，因对人的大脑神经能产生兴奋作用，睡前最好不要饮用。

方法03：放松自己

睡前应避免从事刺激性的工作和娱乐，也不要从事过分紧张的脑力活动。做些能松弛身心的活动，如洗个热水澡，读些消遣性的书刊、报纸，看看轻松的电视节目，听听柔和抒情的轻音乐，对人尽快入睡无疑会大有好处。

方法04：让床只发挥睡眠的功能

不要让床成为你学习、工作的场所。躺在床上看书、看报，或谈些兴奋性的话题，会削弱床与睡眠的直接联系。一个良好的睡眠者，往往“头一挨着枕头就能入睡”，这是因为他长期以来只让床发挥单一睡眠功能的结果，以至于形成了条件反射。

方法05：创造一个良好的睡眠环境

环境对睡眠的影响是显而易见的，大环境难以改变，但改变一下小环境还是大有作为的。睡眠区光线要暗，卧室应用厚的窗帘或百叶窗来隔绝室外的光线；如果室外的噪音大，睡觉时要注意关上门窗。此外，舒适、合理的床上用具，对提高睡眠的质量也大有好处。选用高度符合人体科学的枕头，软硬合适的床垫以及床单、被等不会产生不舒服的床上用品，就不会因种种不适而影响到睡眠。

方法06：采用合适的睡姿

人的心脏位置偏左，因此，健康的人睡眠最好不要采用左侧位；仰卧睡眠时，手也不要置于胸身，这样可以避免心脏压迫而做噩梦；侧位睡觉时要防止枕头压迫肋腺引起流涎。对于一个健康人来说，睡眠的最好体位应该是右侧位或正平卧位，这样既不会压迫心脏，又利于四肢机体的放松休息。

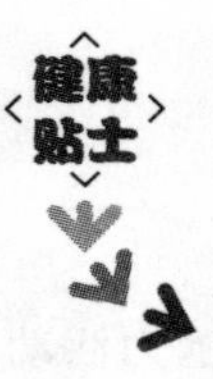

对于病人来说，睡眠的最佳体位则视病人的病情和疾病类型而定。心脏病患者睡眠要取半坐半卧位，这样可以增加肺活量，减少回心血量，改善呼吸；肺部疾病和胸腔疾病患者应采取患侧侧位睡眠，这样可以减少因呼吸运动造成的胸痛，同时可使健侧的肺活量不受到侧卧位的影响。

健康链接

职场人的心理健康与睡眠有关

有专家指出，睡眠对于保护人的心理健康与维护人的正常心理活动是很重要的。因为短时间的睡眠不佳，就会出现注意力涣散，而长时间者则可造成不合理的思考等异常情况，在高压下的职场中人更是如此。因此，职场人在睡前可以轻松地做做足部保健操。

1．敲击脚底

每天晚上临睡前用拳头敲击脚底可以促进全身血液循环，使内脏功能得以增强。具体方法是：盘腿坐在床上或椅子上，把脚放在另一侧腿的膝盖上，这样比较容易敲击。每只脚分别敲100次左右，但不可用力过度。

2. 揉搓脚趾

揉搓脚趾有增强记忆力的作用。具体方法是：用手抓住双脚的大拇趾做圆周揉搓运动，每天揉搓几次，每次2～3分钟。也可用手做圆周运动来揉搓小趾外侧。

3. 暖风刺激

使用电吹风机对脚底进行“温灸”，不但可以消除脚部疲劳，还可以预防感冒、肩周炎及腰痛等疾病。具体方法是：用一只手拿着电吹风机对着脚底吹风，边吹边用另一只手做脚底按摩，每次做3～5分钟。

第三节　工作太累，及时午睡

“中午不睡，下午崩溃”，对于习惯了午睡的人来说，中午不睡好是特别难受的一件事，会让下午大脑昏昏沉沉的，工作没有效率，爱出错。若每天中午坚持定时午睡，将有助于人们清醒头脑、恢复精神，从而有利于身体健康。

可在办公室午睡的你，睡姿正确吗？若长期伏案午睡，会导致感冒、手臂酸疼甚至是眼球变形、青光眼以及肌肤提前衰老等。为此，午睡虽然重要，可正确的睡姿以及午睡习惯也不可以轻视，否则午睡失当，还不如不睡。

据介绍，伏案而睡会导致身体各部位出现不适，例如长时间把头部枕在手臂上，手臂的血液循环受阻，神经传导受影响，极易出现手臂麻木、酸疼等症状；而趴着睡觉还压迫到了眼球，造成眼压过高，醒来后有暂时性视力模糊，长期以往会导致眼睛变形甚至患上青光眼；而且办公室里空调温度较低，伏案午睡导致身体保暖不当，也许睡醒后感冒也跟着来了；更重要的是，伏案午睡不仅不能让身体彻底放松，反而因睡姿不适而导致身体以及皮肤处于紧张状态，午睡后反而会更加疲惫。

那么，职场达人们应该如何睡午觉？何时睡、什么睡姿、睡觉时需要注意什么呢？你只注意下图所示的要点，就会让你的午睡变得健康起来。

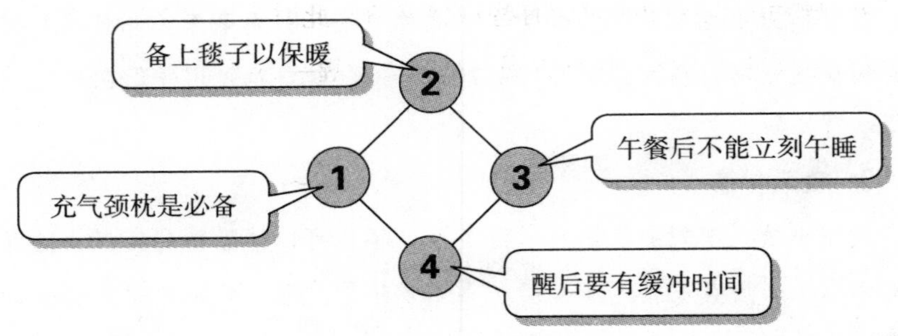

午睡的注意要点

要点01：充气颈枕是必备

正确午睡的睡姿，原则是不压迫内脏器官，这样才有利于休息，像伏案而睡这种睡姿是直接否决的。建议采取仰卧位或右侧位睡姿，这对身体最好。而最好能睡床上或沙发上，若条件不允许，可以准备一个旅行用的充气颈枕，午睡时套在脖子上，再找一个有靠背的椅子，放松地坐着便可享受午睡了。

要点02：备上毯子以保暖

不要以为午睡时间短，特别是夏天就可以忽略午睡保暖的步骤。人在入睡后肌肉松弛、毛细血管扩张、汗孔张大，保暖不当容易患感冒或其他疾病。所以在办公室午睡时要注意免受风寒，除了避免在空调、电扇直接吹向身体的地方睡觉外，还要备上一条小毛毯以保证睡眠时的温暖。

要点03：午餐后不能立刻午睡

中午短暂的休息时间对于职场达人来说是争分夺秒的，所以有些人一吃完午餐就马上躺下午睡。这样是不可取的，只会导致大量的血液流向胃，血压下降，大脑供养及营养明显下降，易引起大脑供血不足。最好在午饭后休息十几分钟后再午睡。还有，建议睡前不要吃得太饱或太油腻。

要点04：醒后要有缓冲时间

一般午睡后，人在初醒时会有些许恍惚感，此时不要着急马上工作，尤其是复杂或有危险性的工作。最好先喝一杯水，清醒一下后再投入工作。

健康链接

午睡的好处

1．降血压

美国阿勒格尼学院研究人员的最新研究发现，如果工作压力大使人血压升高，不妨午睡片刻，这样会有助降低血压。

2．保护心脏

一项希腊研究显示，每周至少3次，每次午睡30分钟，可使因心脏病猝死的风险降低37%；另有资料证明，在有午休习惯的国家和地区，冠心病的发病率要比不午睡的国家低得多。研究人员认为，这可能得益于午休能舒缓心血管系统，并降低人体紧张度。

3．增强记忆力

美国研究人员发现，午睡可以令人的精力和警觉性得到大幅度提高；德国杜塞道夫大学的研究则显示，午睡不但可以消除疲劳，还能增强记忆力。

4．提高免疫力

德国精神病研究所的睡眠专家发现，中午1点是人在白天一个明显的睡眠高峰。这时睡个短觉，可有效刺激体内淋巴细胞，增强免疫细胞活跃性。

5．振奋情绪，赶走抑郁

美国哈佛大学心理学家发现，午后打盹可改善心情，降低紧张度，缓解压力；美国斯坦福大学医学院的一项研究更是发现，每天午睡还可有效地赶走抑郁情绪。

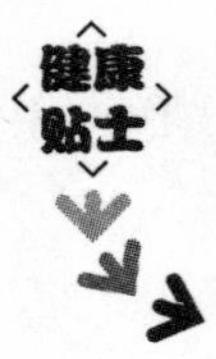

健康的午睡以15～30分钟最恰当，若是超过30分钟，身体便会进入不易睡醒的深睡期，还不如延长到1～1.5小时，完成一整个睡眠的周期。

第四节　熬夜后，正确补充睡眠

现代人熬夜是常有的事，睡眠不足精神不佳，长期这样不但身体健康受到影响，连脾气也会变得暴躁。每个人都希望自己可以有足够的睡眠时间，优质的睡眠质量、睡眠足精神饱满的状态，但是事实上很多人都没法得到满足。不是失眠，就是不得不熬夜加班工作，或者熬夜娱乐，睡眠时间不能满足，只能在空余的时间里抓紧时间补充睡眠，特别是周末、休息时间等，有人大睡一天，起床之后却没有期望中的神清气爽的感觉，甚至越发的有疲惫的感觉。这是为什么呢？

其实补充睡眠也要注意方法，养生专家指出补眠的方式不对的话，睡得再多也无法缓解身体的疲劳，无法让体力恢复到正常的状态中。那么如何才能正确科学地补充睡眠呢？其方法如下图所示：

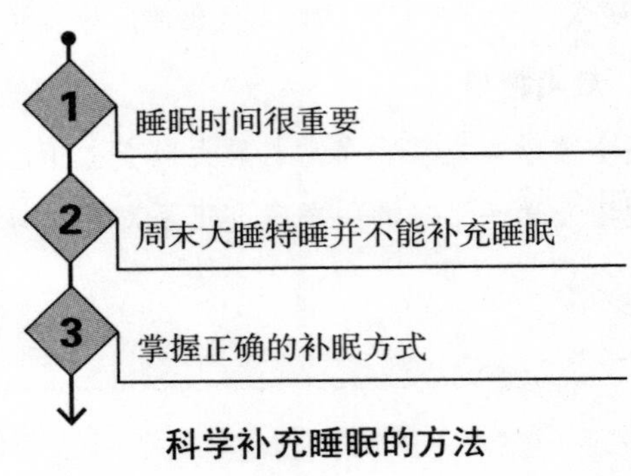

科学补充睡眠的方法

方法01：睡眠时间很重要

人们在晚上11点～凌晨1点一定要处在睡眠状态中。专家指出，大部分人都知道正常人每天需要保证8个小时的睡眠时间，但是很多人只是认为睡够8小时可以。但是其实，良好的睡眠质量的重点并非是只要保证8个小时就可以了，而是在该睡的时间里一定要处于深度睡眠中。晚上的11点到凌晨的1点，是人体和自然界阴气最盛阳气最弱的时候，这个时间段如果可以进入到深度的睡眠中，就可以保证有优质的睡眠质量了。相反的，如果这个时间段里还在工作，还在娱乐，就会引起肝胆火盛，皮肤粗糙、暗淡发黄等问题也会随之而出现。所以，要想有优质的睡眠首先要做到的是保证这个时间段里处在睡眠状态中。

方法02：周末大睡特睡并不能补充睡眠

平常工作忙碌，每天一大早就得起床赶着上班，大部分的人都认为自己睡眠时间不足，于是一到周末就大睡特睡，睡个天昏地暗，希望将一周以来的不足睡眠都补充过来。但是往往是睡到腰酸背痛，精神也没有恢复过来。

专家表示这种方式是不科学的，日常欠下的睡眠，无法通过这样的方式补回来，睡的时间太长人还会有昏昏的感觉。另外，对于个人的健康也会有不良的影响。长时间的躺着不动，会影响到肺腑之气的通畅，压迫到排便中枢，导致肠的蠕动减弱，人体就容易出现排便不规律，甚至会有便秘的问题发生。另外一方面，长时间的躺在床上，人体肺部吸入的新鲜空气变少，加重了肺部的负担，于是也就没法养出气来。长时间有睡懒觉习惯的人，其肺部呼吸健康会受到影响。

方法03：掌握正确的补眠方式

专家表示通常来说补眠的方式有两种，一个是中午补眠，另一个则是周末补眠。利用好这两个时间段，就可以很好的恢复体力。中午饭后睡15～30分钟的午觉，所达到的功效比晚上多睡一个小时更佳。周末睡眠时间不宜太长，应该控制在10个小时以内，并且最好可以在晚上的12点之前到第二天的10点之前，保证睡觉的时候精神可以得到完全的放松。

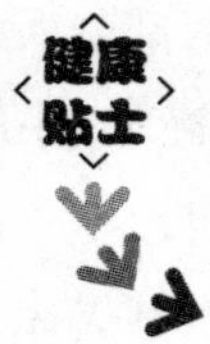

补眠只限于短时间内的睡眠短缺，如果长时间的睡眠时间不足的话，会导致身体处于负疲倦的状态，对于身体的危害是非常大的，也不是简单的补眠就可以补回来的。所以，平时应该养成良好的睡眠习惯，良好的生活作息时间。

健康链接

把熬夜的伤害降到最低

古时候，人们日出而作，日落而息，让身体听从大自然的安排。而现今，由于工作忙、交际多，许多人不得不熬夜，牺牲健康换取时间，从而引出了一系列健康问题。既然熬夜难免，那么怎样才能减少其对身体的伤害呢?

1．熬夜对身体的七大伤害

（1）耳聋耳鸣。睡眠不足易造成内耳供血不足，伤害听力，长期熬夜可能导致耳聋。

（2）肥胖。熬夜的人经常吃“夜宵”，不但难消化，隔日早晨还会食欲不振，造成营养不均衡，引起肥胖。

（3）皮肤受损。皮肤在晚上10～11点进入保养状态，长时间熬夜，人的内分泌和神经系统就会失调，使皮肤干燥、弹性差、晦暗无光，出现暗疮、粉刺、黑斑等问题。

（4）记忆力下降。熬夜者的交感神经在夜晚保持兴奋，到了白天就会出现没精神、头昏脑涨、记忆力减退、注意力不集中、反应迟钝等。时间长了，还会出现神经衰弱、失眠等问题。

（5）肠胃危机。人的胃黏膜上皮细胞平均2～3天就要更新一次，并且一般是在夜间进行的。如果夜间进餐，胃肠道得不到休息，会影响其修复过程。同时，夜宵长时间停滞在胃中，促使胃液的大量分泌，对胃黏膜造成刺激，久而久之，易导致胃黏膜糜烂、溃疡。

（6）免疫力下降。经常处于熬夜、疲劳、精神不振的状况，人体的免疫力会跟着下降，感冒、过敏等就会不期而至。

（7）心脏病风险。长期“黑白颠倒”的人，不仅脾气会变坏，内脏也得不到及时调整，使心脏病的患病几率升高。

2．将伤害降到最低的方法

熬夜的人在第二天都会感觉浑身乏力，提不起精神，有技巧地熬夜，可将伤害降到最低。

（1）提神补水喝红茶。

咖啡虽然提神，但也容易引起失眠，还会消耗体内B族维生素，反而使人更容易累。熬夜的时候最好喝红茶，如云南滇红、福建闽红、安徽祁红等，一般用4克左右的茶叶冲泡一壶即可。如果是长期熬夜的人，可以经常服用一剂简单易做的滋补良方：取西洋参、枸杞子、黄芪各10克煎水喝，可起到益气滋阴、清热降火、消除疲劳、增强免疫力的作用。此外，在感到疲倦难熬时，不妨先休息半小时，或隔半小时做做深呼吸。不仅可以增加大脑供氧量，还能驱走睡意，使头脑保持清醒。

（2）护眼吃个水果餐。

晚上加班常会用眼过度，出现眼睛疼痛、干涩、发胀等问题，导致暂时性的视力下降，甚至使人患上干眼症。熬夜时，最好每工作45分钟左右休息10分钟，做做眼保健操，并适当吃些水果，如芒果、橙子、胡萝卜等富含维生素A的橙黄色水果，能提高熬夜工作者对昏暗光线的适应力，防止视觉疲劳。蓝莓、车厘子尤其适宜熬夜者食用，除了能保护眼睛，其含有的抗氧化物质还能提神、防止疲劳。

（3）补救别忘要午睡。

有句谚语，“一夜不睡，十夜不醒”。意思是说如果一晚上不睡觉，就是再睡上十夜，也不能把损失补回来。熬夜后最好的补救措施就是睡觉，除了正常的夜间休息，还要“见缝插针”地午睡。年轻人用2～3天，40岁以上的人用5天左右身体就能恢复了。

第五节　重视睡眠，防治失眠

睡眠和觉醒是人身体最基本的节律，这是人类为了适应大自然而形成的基本生存方式。随着生活节奏加快，工作压力增加，社会竞争的日益激烈，各种睡眠障碍性疾病的患者不断增多，特别是失眠人群剧增。

失眠已经成为一个影响现代人健康的重要问题，它不仅影响人的情绪，还会带来许多身心的伤害：思考能力会下降、警觉力与判断力会削弱、免疫功能会失调、内分泌会失去平衡等等，更重要的是，失眠往往是身体潜在某种疾病的外在表现形式之一。

那么对于失眠，我们要如何预防呢？按下图所示的方法去做对预防失眠会有所改善。

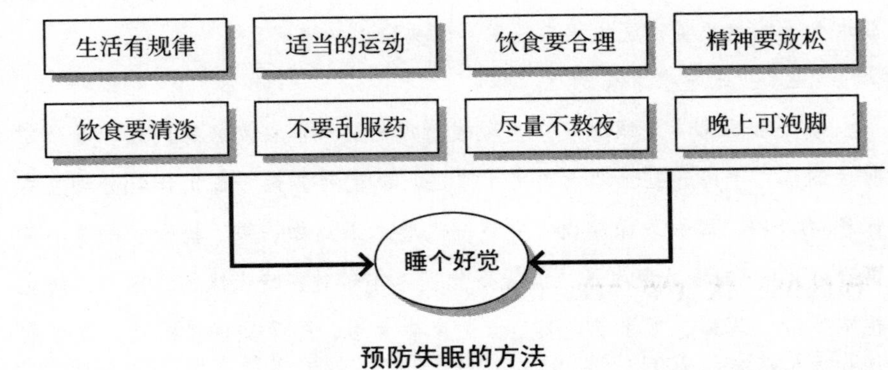

预防失眠的方法

预防01：生活有规律

如果想要更好地防治失眠，大家最好是在晚上10点钟以前睡觉，早上6点起床。这是最合乎自然规律的睡眠时间，中午有可能再睡15～30分钟，就更好。

生活尽量保持规律性。生活规律对人的健康非常重要，没有很好的休息，就不能很好地工作。所以要想有充沛的精力应对竞争，就必须生活规律，保证充足的睡眠。

预防02：饮食要清淡

少食海味佳肴，加食些杂粮可以有效地防治失眠。

预防03：适当的运动

“体脑并用，精神乃治”，即体力活动与脑力活动相适应，二者不能偏废，才能保持人的体格健壮和精神健康。

每天早晚可适当运动，如散步、慢跑、打太极拳等，这样有利于精神放松，使人的睡眠中枢工作正常，入睡顺利。

预防04：不要乱服药

忌乱投医、乱服药、滥用所谓保健品。身在职场，工作压力大，失眠是常有的事，在防治失眠的过程中，不要一有失眠就立即服安眠药。如果失眠持续二周以上，并出现白天明显不适症状，甚则影响工作，可去正规医院失眠专科就诊。

预防05：饮食要合理

在每天保证三餐的基础上，晚餐要少吃，避免大鱼大肉和辛辣刺激性食物，晚饭不可吃得过饱，且以清淡、易消化的食物为好。

预防06：尽量不熬夜

由于社会竞争剧烈，许多人每天加班加点工作，到了晚上饮浓茶、咖啡提神以继续工作。长此以往，打乱了人体的生物钟，破坏了睡眠规律，从而出现失眠。所以为了预防失眠，睡前不能喝浓茶、咖啡等兴奋型饮料。

预防07：精神要放松

避免精神高度紧张，保持良好心态。每个人要按照自身特点，安排工作、学习，期望值不要过高。这样，可能就会有意想不到的效果。

预防08：晚上可泡脚

每晚用温水泡脚10分钟，并用手按摩脚以促进血液循环，可促进睡眠，预防失眠。

健康链接

助眠食物知多少

科学家们发现，食物与睡眠有一定的关系。若在睡前吃一点催眠食物，就容易入睡。现推荐几种，以供参考。

1．牛奶

牛奶中含有色氨酸，这是一种人体必需的氨基酸。晚餐后喝一杯牛奶，其中的色氨酸量足以起到安眠的作用。饮用牛奶的温饱感也增加了催眠效果。

2．核桃

核桃是一种滋养强壮品，可治神经衰弱、健忘、失眠、多梦和饮食不振。每日早晚吃些核桃仁，有利睡眠。

3．桂圆

性味甘温，无毒。桂圆肉补益心脾、养血安神，可医失眠健忘、神经衰弱等。中医治疗心脾两虚、失眠多梦的方剂“归脾丸”中就有桂圆肉。

4．莲子

莲子有养心安神的作用，心烦梦多而失眠者，则可用莲子心加盐少许，水煎，每晚睡前服。

5．食醋

劳累难眠时，可取食醋1汤匙，放入温开水内慢服。饮用后静心闭目，片刻即可安然入睡。

6. 小米

小米中含有丰富的色氨酸，色氨酸能促进大脑细胞分泌出一种使人欲睡的神经递质——五羟色氨，使大脑活动受到暂时的抑制，容易入睡。

7. 葵花子

葵花子含有亚油酸、多种氨基酸和维生素等营养物质，能调节人脑细胞的正常代谢，提高神经中枢的功能。每晚吃一把葵花子可起到安眠的作用。

8. 蜂蜜

蜂蜜具有补中益气、安五脏、和百药之功效，对纠正失眠作用明显。可用蜂蜜3茶匙，加适量温开水，每晚喝一次。

9. 大枣

大枣含有蛋白质、糖、维生素C、钙、磷、铁营养物质，具有补脾安神等作用。晚饭后用大枣加水煎汁服用，能加快入睡时间。

10. 香蕉

香蕉除了能平稳血清素和褪黑素外，还含有对肌肉具松弛效果的镁元素。每晚吃饭后吃上一两根香蕉，对睡眠很有帮助。

第六节　纠正睡眠习惯，保证健康睡眠

充足的睡眠、均衡的饮食和适当的运动，是国际社会公认的三项健康标准。人的一生中有三分之一的时间在睡眠中度过，睡眠作为生命所必须的过程，是机体复原、整合和巩固记忆的重要环节，可以恢复精神和解除疲劳是健康不可缺少的组成部分。

良好的睡眠可以让人全身放松、美容养颜，可是有些错误的睡眠习惯会让

你越睡越老，一定要警惕下图所示的这些不良睡眠习惯。

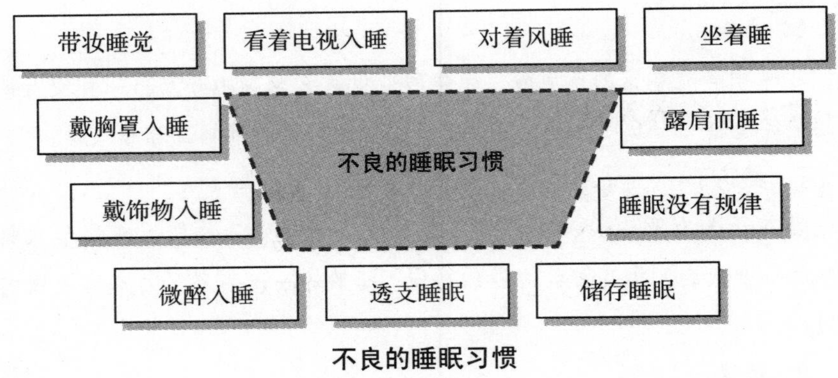

不良的睡眠习惯

习惯01：带妆睡觉

一些女性，特别是青年女性睡觉前不卸妆。皮肤上残留的化妆品堵塞毛孔，造成汗腺分泌障碍，不仅容易诱发粉刺，而且时间长了还会损伤皮肤，使其衰老速度加快。

习惯02：戴胸罩入睡

胸罩对乳房是起保护作用的，但戴胸罩入睡则会招来疾病，特别是诱发乳腺肿瘤。专家研究发现，每天戴胸罩超过17小时的女性，患乳腺肿瘤的危险比短时间戴胸罩或不戴胸罩者高20倍以上，这是因为乳房长时间受压，淋巴回流受阻，有害物质滞留乳房的结果。

习惯03：戴饰物入睡

一些女性在睡觉时没有摘卸饰物的习惯，这是很危险的。其原因如下：

（1）一些饰物是金属的，长期对皮肤磨损，不知不觉中会引起慢性吸收以至蓄积中毒（如铝中毒等）。

（2）一些有夜光作用的饰物会产生镭辐射，量虽微弱但长时间的积累可导致不良后果。

（3）戴饰物睡觉会阻碍机体的循环，不利新陈代谢，这也是戴饰品的局部皮肤容易老化的原因。

习惯04：微醉入睡

随着生活方式的改变，如今职场达人的夜生活较为丰富，应酬较多，常会伴着微醉入睡。据医学研究表明，睡前饮酒入睡后易出现窒息，一般每晚2次左右，每次窒息约10分钟。长久如此，人容易患心脏病和高血压等疾病。

习惯05：看着电视入睡

许多人习惯在床上看电视，希望能帮助睡眠。但是要是我们这么做了，我们不久后就会醒来，这将建立一个恶性循环，使得劣质睡眠被加深。建议把电视搬出卧室，别在床上看电视，床只能和睡觉联系在一起。

习惯06：对着风睡

人体睡眠时对环境变化的适应能力降低，对着风睡，易受凉生病。所以，睡觉的地方应避开风口，床和窗、门要保持一定距离。

习惯07：坐着睡

不少人因工作紧张，回到家后感觉十分疲倦，吃饱饭就往沙发上一坐，开始打瞌睡。而坐着睡会减慢心率，使血管扩张，加重脑缺氧，导致头晕、耳鸣现象的出现。

习惯08：露肩而睡

有些人睡觉习惯把肩露在被子外面，殊不知冬天天气寒冷，风寒极易入侵人体肩关节，导致局部经络骨节气血淤滞，不易流通，造成风湿、关节炎、关节酸胀疼痛。受风寒侵袭也易造成感冒、流鼻涕，引起呼吸不畅，头晕头痛。

习惯09：睡眠没有规律

不能准时睡觉。其实消除大脑疲劳的最好的方式就是睡觉，如果长期不能准时睡觉，将会直接导致睡眠质量不好，加快脑细胞的衰退。

习惯10：储存睡眠

人体不能储存睡眠，为了熬夜而先多睡几个小时，对人体是没有多大帮助的。其实，人体只需要一定质量的睡眠，多睡不但睡不着，对健康也是无益的。

习惯11：透支睡眠

有的人喜欢熬夜之后再补觉，但生物钟紊乱引起的不良后果是无法避免的，会导致白天困倦，精力不集中；晚上失眠，无法入睡。

健康链接

乘车时不宜坐着打瞌睡

每天早上经常能看见在车上补觉的人，这样坐着睡觉不但越睡越累、腰酸腿疼，还会影响颈椎健康，吹了凉风还可能导致面瘫。

睡眠分为浅睡眠和深睡眠两个过程，只有在睡眠中经历了深睡眠过程后，人的疲劳才会消除。但在车上补觉很容易受到噪音、光线、车体晃动等因素的干扰，难以进入深睡眠状态。同时，在车上耷拉着脑袋睡觉易使一侧脖子疲劳而落枕，长此以往还会损害颈椎健康。而车门开关和换气风扇吹来的凉风，还容易使人着凉感冒，个别人甚至可能导致面瘫。

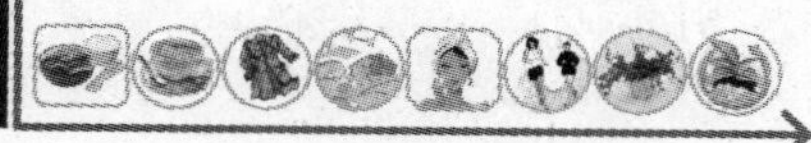

第五章

5

职场达人，护出健康肌肤

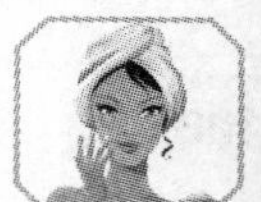

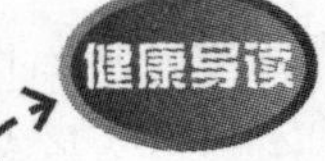

皮肤是衡量一个人健康貌美的标准。曾有人调查过，如果用10分钟看一个人，那目光会停留在脸部的7分钟，停留在身上的是3分钟。一个人能否给人留下一个好的印象，就在于脸部的肌肤了。

俗话说："爱美之心人皆有之"。每个人刚出生时都拥有同样完美的皮肤，而随着时间的推移，同龄人之间皮肤会存在非常大的差异，有的人看起来比实际年龄要年轻，而有的人恰恰相反。其实，这和是否重视皮肤保养有密切的关系。

第一节　健康护肤，方法有讲究

脸部的皮肤长年累月地暴露在空气中，紫外线的照射，空气中漂浮的污物、尘埃、细菌等有害物质刺激皮肤表面，加上分泌的油脂、汗液、死细胞等，这些因素都会影响皮肤正常功能的发挥，甚至引起皮肤病的感染，发生痤疮等皮肤问题，导致皮肤提前衰老。因此，健康护肤便成了我们日常生活中必不可少的环节，而掌握正确的护肤方法是健康护肤的首要条件。

讲究01：护肤的正确步骤

正确的护肤步骤能延长我们的皮肤年轻度，职场达人们更要懂得爱自己的皮肤，这张脸是陪伴我们一辈子的。不要以为很随意的涂抹一点面霜就是护肤了。如果不按照日常正确的护肤步骤来做的话，肌肤可能会很快出卖你的真实年龄。那么正确的护肤步骤是怎样的呢？一般情况下要按下图所示的步骤进行。

1 清洁：晚上洁面之前一定要先卸妆，最好是选择弱酸性的洁面产品进行清洁，用30℃～33℃的温水与冷水交替洗脸，最后用干的毛巾擦干。清洁工作做好了，才能让肌肤的吸收能力增强

2 爽肤：爽肤是所有皮肤类型必要的。因此清洗后，立即爽肤会有助皮肤清爽。皮肤清洗后的，用棉花垫吸爽肤水轻揉皮肤，可刺激血液循环

3 保湿：化妆水具有保湿效果，还能起到第二次清洁的效果。洁面后趁脸还是湿润的时候赶紧用化妆棉沾上化妆水轻拭面部，不要等到脸完全干了再补水，这样保湿效果会大大减分的

4 补养：根据自身实际情况选用精华液对肌肤进行补养。保湿、美白、抗老化等都有不同功效的精华液产品能满足不同肤质的需要，高浓度的产品还能改善肌肤的状态

5 润肤：选用乳液或面霜来滋润肌肤是非常重要的，能有效地锁住水分。在冬天的时候选择质地稍微黏稠的面霜，而夏天就选择乳液

正确的护肤步骤

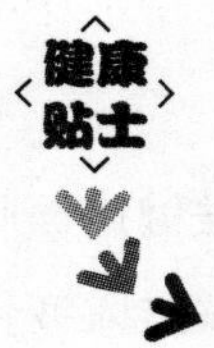

要根据自己的肌肤状况选择适合自己的化妆水，一般来说，干性肌肤的要选择柔肤水，油性肌肤要选择爽肤水，敏感肌肤要选择抗敏专用水，而且最好不要使用化妆棉。

讲究02：职场男士护肤方法

职场男士工作繁忙，很容易忽略肌肤的护理工作。那么职场男士如何护

肤？下图所示的就是职场男士的护肤方法。

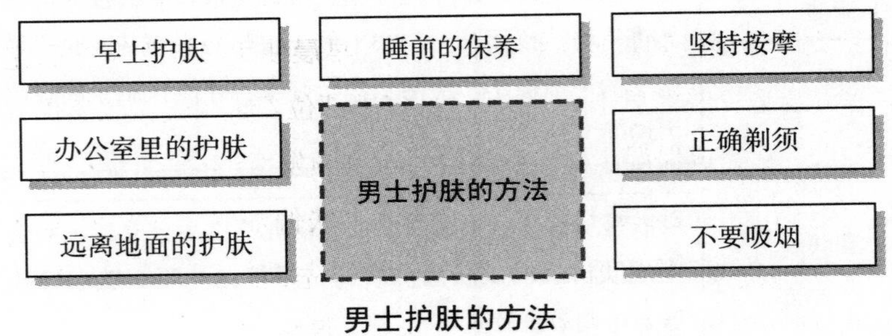

男士护肤的方法

1．早上护肤

最基本的功课包括清洁、剃须、保湿以及控油这几大问题。不妨选择一些多效的护肤清洁产品，如果时间紧迫，最重要的是清洁皮肤，因为经过一个晚上的新陈代谢，皮肤堆积了很多油脂和污渍。

2．办公室里的护肤

大多数办公室都由中央空调控制，通风系统未净化的细菌和灰尘一直环绕我们；而电脑产生的静电辐射会让空气中的灰尘迅速附着在皮肤上，引起面部毛孔堵塞、色素沉着。

在这样的污浊环境里，皮肤最大的挑战是缺水引起的干纹和皮肤油脂分泌而引起的油面以及痘痘问题。可在办公室里准备补水喷雾、补水面霜等秘密武器，以解决皮肤问题，保持一整天的良好形象。

3．远离地面的护肤

职场达人常常遇到的情况就是坐飞机。长时间地在机舱内，皮肤健康面临的最大挑战是什么？除了缺水之外，飞行带来的倦怠感也容易让皮肤进入疲倦状态。

长途飞行中，建议洁面后采用“先补水再保护”的两步护肤法。先使用爽肤水或补水精华等迅速为皮肤补充水分，随后再使用面霜为皮肤盖上一层保护膜，在输入营养的同时锁紧水分。

4．睡前的保养

睡前的皮肤保湿极其重要，应该使用多于早晨使用量的保湿产品完整覆盖脸部。对于混合型皮肤的男士，则应在T区以外部位着重保湿。如果你有抵御皮肤衰老的需求，在完成保湿步骤之后应针对皱纹频发区域对症下药。

皮肤吸收营养的能力是有限的，当男性皮肤偏油时，应注意不宜过度涂抹。在使用面霜（尤其是质地较丰盈的）时，应先将产品在手掌均匀推开，稍加温热后均匀轻拍在脸部恰当的部位。另外，值得注意的是，睡前1小时尽量少喝水，以免隔天双眼浮肿。

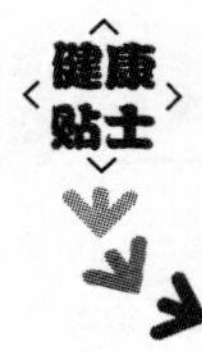

偏油性的皮肤可选择保湿乳液，而干性皮肤可以选择保湿乳霜。

5．坚持按摩

按摩可使皮肤表层的衰老细胞及时脱落，促进面部血液循环，改善皮肤的呼吸，利用皮脂腺及汗液的分泌增加皮肤营养，提高皮肤深层细胞的活力，从而使皮肤光泽而有弹性。

按摩的方法是如下图所示：

在脸上涂一些按摩膏

2 用手指顺着面部肌肤的纹理由下而上划圈式进行按摩，每天早、晚洗脸时进行，每次按摩10分钟左右

按摩后，用清水洗净擦干，涂上爽肤水、乳液即可

按摩的方法

6．正确剃须

男士的胡须长得快，有的人胡须还特别浓密，需要经常刮胡、修面。刮胡子应选择在早晨，因为此时脸部和表皮都处于放松状态。要选择品质好、刺激性小的剃须膏、皂和温和的剃须水。

先净面，待毛孔放松张开、胡须变软再开始剃须

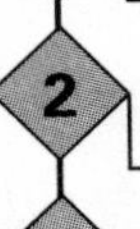
操作时顺序应从鬓角、脸颊、脖子到嘴唇周围及下巴

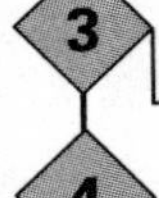
剃须后，用温水洗脸，再用凉水冲一遍，以利于张开的毛孔收缩复原

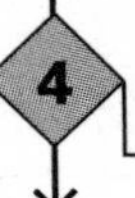
之后，涂些滋润液、霜等，以安抚皮肤，减少刺痛

剃须的操作步骤

平时切忌用手或镊子乱拔胡须，以免因细菌入侵引起毛囊炎、疖、毛孔外翻等皮肤病，从而损伤皮肤。

7．不要吸烟

要想容颜洁净有光泽，男士一定要戒烟。因为，香烟中含有多种有害物质，如尼古丁、焦油、一氧化碳等，它们都能损害人体健康，令皮肤灰暗无光。

讲究03：职场女性护肤方法

很多职场女性每天都面对电脑工作，防辐射已经成为了护肤的第一步。那么职场女性如何护肤呢？其方法如下图所示：

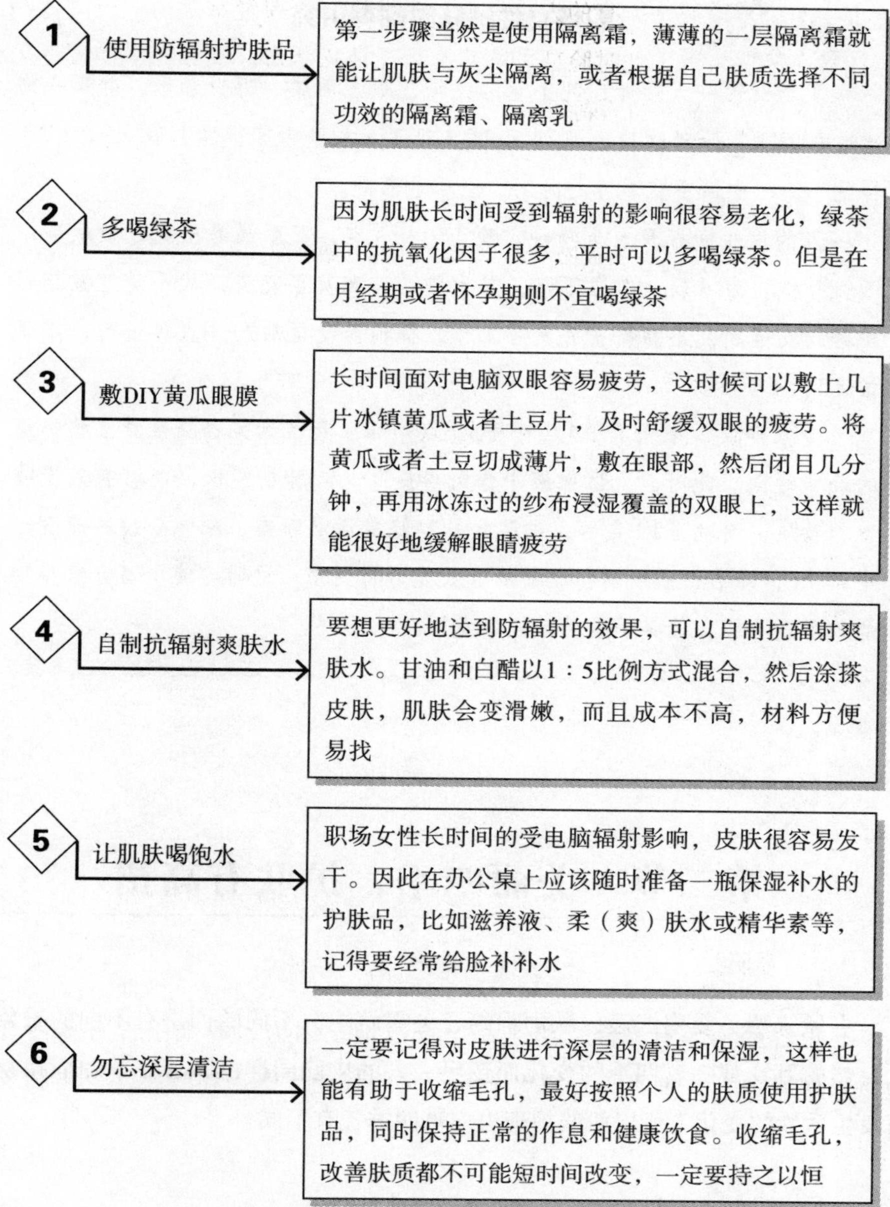

职场女性的护肤方法

健康链接

职场女性护肤时间有讲究

职场女性一天忙碌，晚上沐浴完毕，敷上面膜，听听音乐，静享一刻清凉与闲适，此时往往已是9点、10点钟了。护肤专家提醒，晚上9、10点钟是一天之中最不宜美容的时间，应尽量回避。

人的皮肤同样具有生物钟。晚上9～11点，肌肤最易出现过敏反应，微血管抵抗力减弱，血压下降，易水肿、流血甚至发炎，故不适宜做美容护理。女性朋友不妨将护肤美容工作，提前至晚饭后7～8点钟进行，或者推迟到11点后。

专家建议，每天下午4点～晚上8点是职业女性到美容院接受皮肤护理的最佳时间。此时，人体血液中含氧量提高，心肺功能佳，能够有效吸收营养物质。而晚上11点后，细胞生长和修复活动旺盛，细胞分裂的速度比平时快8倍左右，肌肤对护肤品的吸收能力特别强，这时应使用富含营养物质的滋润晚霜，使其护肤功效充分发挥。

第二节　美丽四季，护肤有高招

春风拂拂，夏麦滚滚，秋雨绵绵，冬雪皑皑，不同的四季有不同的景象，大自然的万物都随着四季的变化而变更。人的皮肤同样也随着四季的周而复始而发生微妙的变化，所以肌肤护理也应该四季各有不同。

高招01：春季护肤要点

春季天气反复不定，乍暖还寒，皮肤的新陈代谢加快，皮脂腺开始大量分泌皮脂，但是它的排泌功能要稍稍滞后，极易造成毛囊堵塞，皮脂腺发炎，引起痘痘、红肿、发痒甚至脱皮等我们不愿意看到的现象。我们只有做好全面的护肤工作，才能轻松应对骤热骤冷的天气。春季护肤的要点如下图所示：

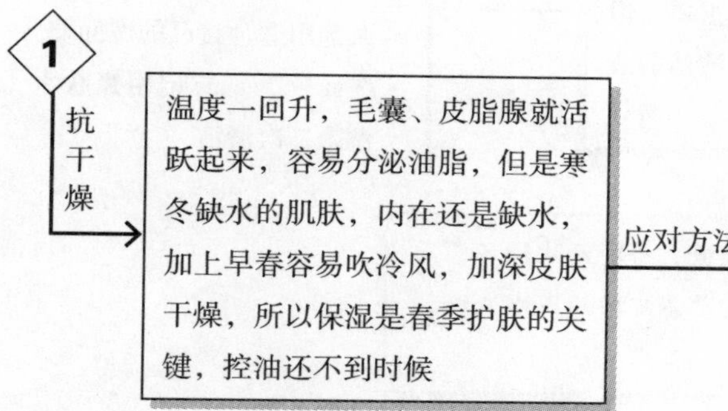

应对方法

- 选用补水型的乳液
- 先补水后保湿，每天至少8杯水
- 每周做1～2次保湿面膜
- 每次洗脸后都用化妆水喷脸，每天至少3～5次
- 可选择富含透明质酸、神经酰胺、荷荷巴油（保湿冠军）成分的保湿护肤品

2

抗过敏

早春干燥多风，容易忽冷忽热，加上花粉飘扬，多重刺激，容易导致过敏肌肤，过敏性皮炎、荨麻疹、皮肤红肿都是皮肤过敏表现。出现红肿，不要乱涂激素类药膏，长期使用激素类药膏消炎，容易导致皮肤萎缩、色素沉着的后遗症

应对方法

- 选择含有维生素K、芦荟、甘草、绿茶、洋甘菊等成分的护肤品，有利于缓解红血丝，镇静肌肤，敏感肌肤较适合选购这一类保养品
- 避免香精、酒精成分

如果皮肤一旦出现小丘疹，就得马上治理，否则，等到细菌蔓延开了，要想治疗就困难了

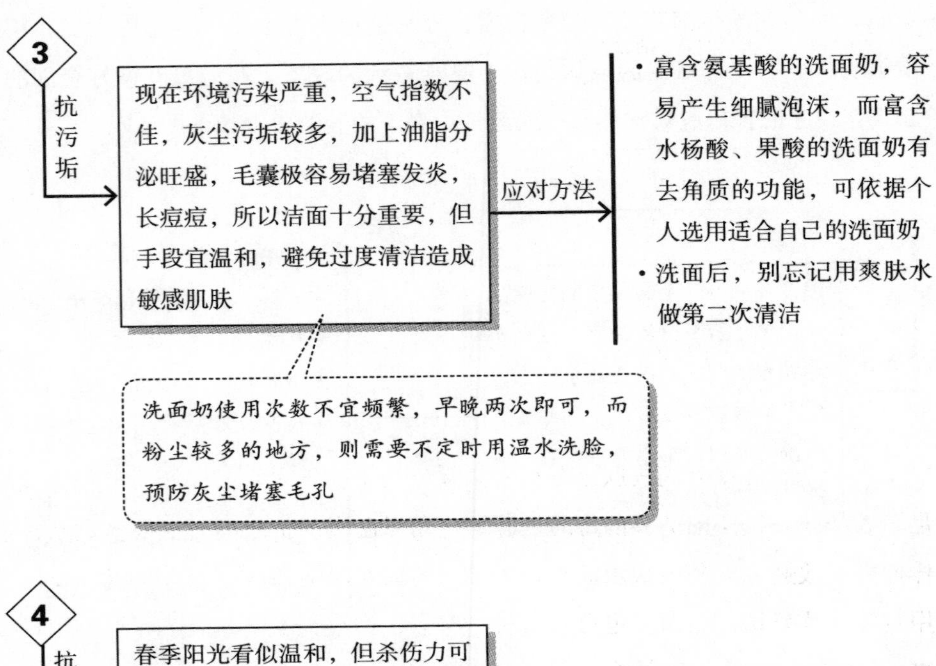

春季护肤的要点

高招02：夏季护肤常识

夏季的高温天气，使得我们的肌肤面临着重重挑战，在这个季节里，我们需要注意的护肤细节有很多，千万不可以大意。要知道，错误的护肤方法有可能让你的肌肤受到伤害。那么在夏季，我们该如何护肤呢？其基本常识如下图所示：

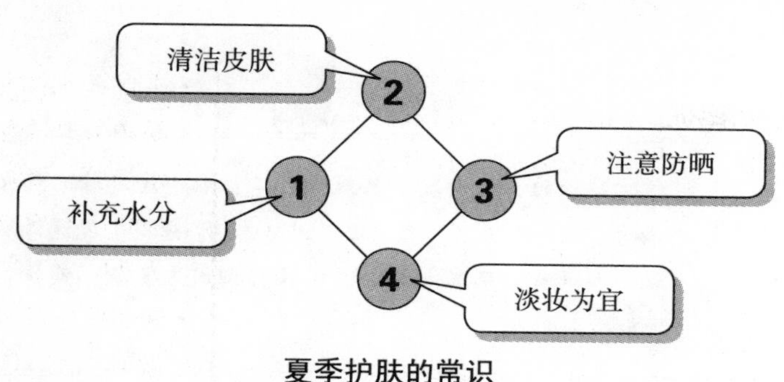

夏季护肤的常识

1．补充水分

由于夏日温度升高皮肤水分极易蒸发，为了保持皮肤的滋润，要补充饮用足够的水分。在使用空调的房间，你要使用保湿类的护肤品，更要多饮水，这样也能有效避免皮肤因缺水而干燥老化。可以在清洁皮肤后涂一些滋润霜，或用黄瓜、苹果切片贴面。也可自制一些水果、蜂蜜、牛奶面膜，每周使用1～2次，以保持皮肤的白皙润泽。

2．清洁皮肤

夏季汗液与皮脂的分泌增加，皮肤表面的代谢产物增多、过多的汗液又造成皮肤的酸度下降，抗病能力减弱，最易导致各种皮肤表面的感染，引起毛囊炎、疖肿等。加上气温过高，皮肤上可以出现痱子和夏季皮炎等。所以，在炎热的夏季、保护皮肤最重要的一点是保持皮肤的清洁，经常洗浴，避免过多的汗液和分泌物刺激皮肤。

3．注意防晒

炎炎夏日，烈日当头，来自阳光中过多的紫外线，对皮肤也有很大的伤害。紫外线虽然可以杀死皮肤表面的细菌，但过强的紫外线可以破坏皮肤的细胞，引起皮肤浅表面的血管扩张、充血，甚至细胞水肿、渗出，导致皮肤癌等皮肤疾患。

夏日里外出一定要记住保护好你的皮肤，可戴上遮阳帽，裸露的部位涂上防晒露。应尽量避免烈日下的户外活动，或在午前及午后3点再进行日光浴，并以不超过2小时为宜。

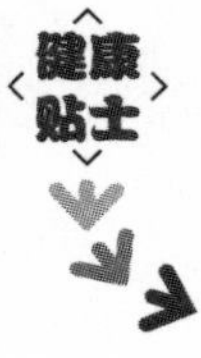

预防日晒的自制面膜，其做法有二：取一汤匙蜂蜜加几滴柠檬汁，均匀拍打在面部，覆上热毛巾，敷蒸5分钟，能润泽肌肤；也可取一个蛋黄，两汤匙奶粉，用蜂蜜调成浓膏状，涂抹在脸上30分钟后洗去即可。

4．淡妆为宜

夏季爱美的女士，尤其是那些注重自身仪表的女士，当然需要化妆。所以正确的选择是淡妆，脸上稍加一点色彩，使轮廓看起来健康明快，人有精神即可。浓妆易阻塞毛孔，使皮肤排泄不通畅而引发皮肤的炎症反应。

健康链接

办公室靠窗族要注意防晒

大家都了解紫外线的强大破坏力。它可以穿透玻璃、穿透云层而直接进入皮肤真皮层，对皮肤造成伤害。而这些伤害常年累月作用在皮肤上就会形成造成各种皮肤问题，如斑点、老化、长痘等，所以在办公室同样要涂抹防晒霜！

近日公布的一项调查显示，长期靠窗坐，靠窗一侧的脸出现的皱纹会更多。因此，专家提醒大家不要长期靠窗坐，若不可避免，就更要注意防晒。

研究人员共调查了320名上班族，发现四成常坐窗边的受试者，虽然未被阳光直接照射，但长期以来，靠窗一侧的脸颊因受到UVA折射，皮肤老化更明显。靠窗一侧的脸部皱纹数量是另一侧的2.6倍，色素黑斑的差异更明显，竟高达3.9倍。

对此，专家指出，造成该侧皱纹增多的主因就是紫外线。一般来说，紫外线分为UVA、UVB和UVC三种，尤以UVA对皮肤伤害最大。就算没有太阳，环境中仍充满了它的威胁。

专家建议，减少靠窗坐的时间，尽量不让阳光照射脸部。如果办公桌在窗边，最好拉上一层遮光帘，并涂上一层防晒霜。即便是阴天，也要擦防晒霜。还需要提醒的是，防晒霜最好选适合室外用的SPF系数的，因为，适用于室内的防晒霜长时间阻隔阳光的能力较差。

高招03：秋季皮肤保养

秋天早晚温差大，空气干燥，怎样在恶劣的季节里保养我们娇嫩的肌肤呢？又需要什以样功效的护肤品为我们的皮肤保驾护航呢？其要点如下图所示：

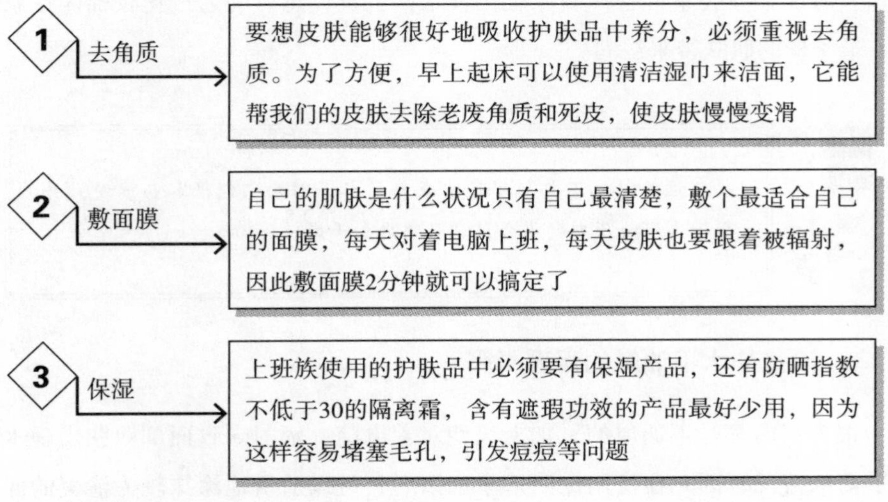

秋季皮肤的保养要点

高招04：冬季脸部保湿

上班族每天坐在办公室里，电脑的辐射，以及长期恒温的舒适环境，让不少人的肌肤变得容易干燥缺水，缺少弹性。那么上班族在冬季该怎样进行脸部保湿呢？不妨看看下图所示的脸部保湿补水三部曲，还原水嫩肌。

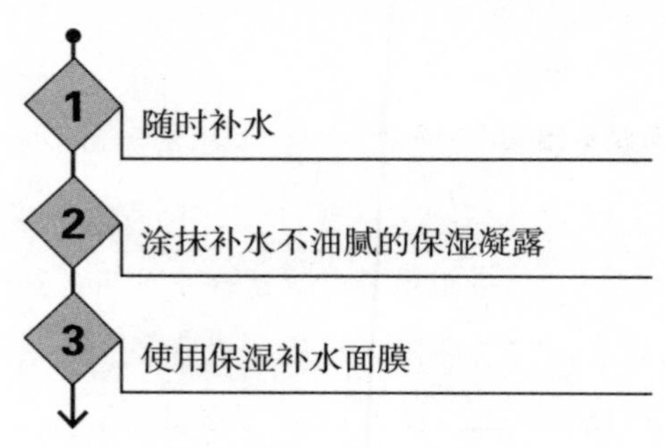

冬季脸部保湿补水三部曲

1. 随时补水

在恒温的环境下，环境总是容易缺水，所以在干燥的情况下要随时保持补水，可以在办公室准备一瓶保湿化妆水，上班休息时间通过化妆棉印在肌肤上，给干燥的肌肤带来滋润。

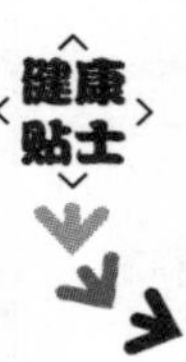

注意补水不要用矿泉水或普通水，因为它们很容易蒸发，并会带走肌肤原本的水分，让肌肤更加干燥。

2. 涂抹补水不油腻的保湿凝露

很多室内都是不通风的，加上长期对着电脑，辐射导致面部肌肤出现水油不平衡的情况，因此在使用保湿精华水以后，可以适量地涂抹较为清爽的保湿凝露，为肌肤补水之余还透气，这样一整天在办公室都能保持水嫩肌肤。

3. 使用保湿补水面膜

如果不想肌肤干燥无比，最好是每周敷两次补水面膜，能够彻底改变缺水紧绷的现象，为肌肤提高抗旱的能力，增加肌肤水分，同时还能促进肌肤吸收营养。

敷面膜不宜超过20分钟。

第三节　职场护肤，从容来面对

作为职场达人，常年在干燥的环境中工作，大多数办公室都由中央空调控制，通风系统未净化的细菌和灰尘一直环绕我们；而电脑产生的静电辐射会让空气中的灰尘迅速附着在皮肤上，引起面部毛孔堵塞、色素沉着。同时面临加班导致的睡眠不足等，经常会有皮肤缺水、肤色暗淡、眼睛浮肿这些问题。而上班族又要保持自己的形象，如何面对这些皮肤问题？

面对01：空调房里的肌肤“旱情”

对于职场达人来说，大多数时间都是待在空调房办公。空调房里待久了，人体防护系统受到影响，皮肤的酸碱度不平衡，水分悄悄溜走，肌肤会面临深层次的干燥。那如何解决肌肤缺“水”的问题呢？按下图的方法去做，就会让你的肌肤“喝个饱”。

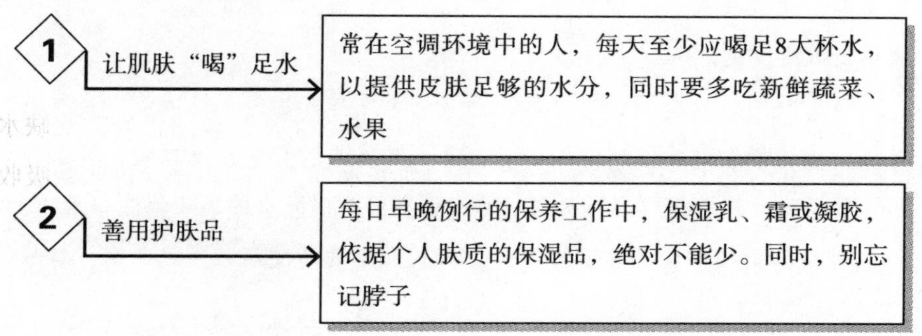

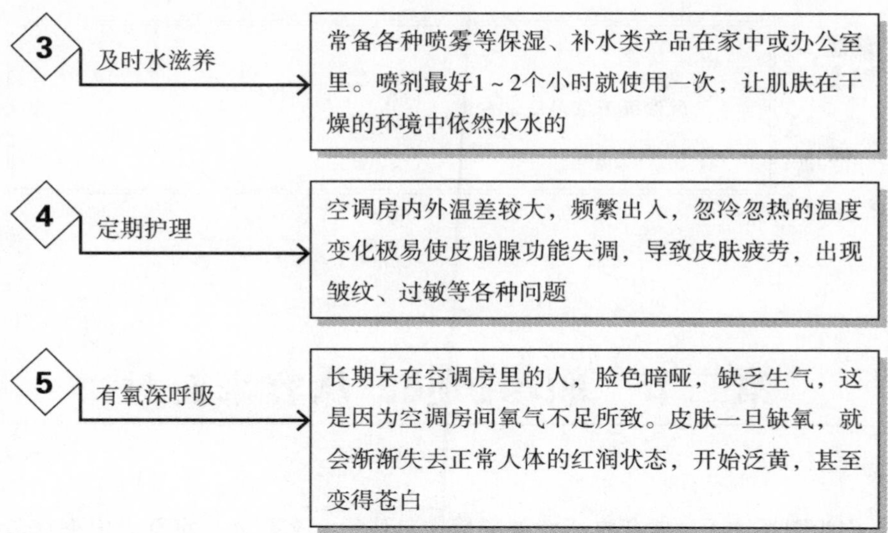

预防空调房里肌肤旱情的方法

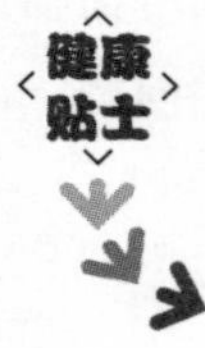

空调气温不要开得太低，每周定期做1～3次清洗、保养、敷面护理，使皮肤有较强的抗恶劣环境的能力。

健康链接

脸对空调直吹，小心致面瘫

美丽的春姑娘来不及褪去春装，即被炎热的夏天逼得换上了曼妙轻盈的夏裙。夏天蔬菜瓜果繁茂，我们可以尽享口福。但夏天的炎热，有时候也挺让人难受的。

不过还好，有空调，有电扇，为我们带来阵阵凉意，让我们在炎夏酷暑依然凉爽惬意。吹空调或电扇时，请不要将头脸直对着风口吹，否则极易导致面瘫，也就是口眼歪斜向一边，面神经麻痹，有的还不停流口水。

每年的新闻和医院临床报道：夏季是面瘫的高发期。而且此病胃口极

大，男女老少通吃。

究竟是谁在夏天弄坏你的脸呢？是空调？是电扇？是过堂风？其实都不是，是我们自己。只要我们在睡觉时，别让空调对着自己直吹，还有别直接对着家里的风口（民间称过堂风）睡觉，面瘫就靠近不了我们。

面对02：电脑对皮肤的干扰

小文是一名大四的实习生，在一家公司实习期间基本天天都在网上查找资料，平均每天在10个小时以上。过年时，就在大年初一要出去拜年的时候，小文一照镜子，吓了一大跳，前额出现一大片淡褐色的斑，弄得她哪里也不想去了。好不容易熬到初六医院门诊上班，一大早就赶到医院。医生说，是电脑“偷”走了她的美丽。

其实像小文这样的人不在少数，她们每天一早冲进办公室要做的头件事就是打开电脑，一天工作从此开始。回家后仍专注于电脑。久而久之，本来光滑漂亮的肌肤被“电脑男友”折磨得花容失色，变成计算机皮肤：脸上无端生出许多痘痘和色斑，有时会一连几天干痒起皮，脸色灰暗。这是由于电脑在开机状态产生的静电，会使荧光屏表面吸附许多空气中的粉尘和污物，这些污物落在皮肤上，使皮肤长痘。同时，污物也吸附了肌肤表层的水分，使表皮脱水。

那作为职场达人，该如何防治计算机皮肤呢？其方法如下图所示：

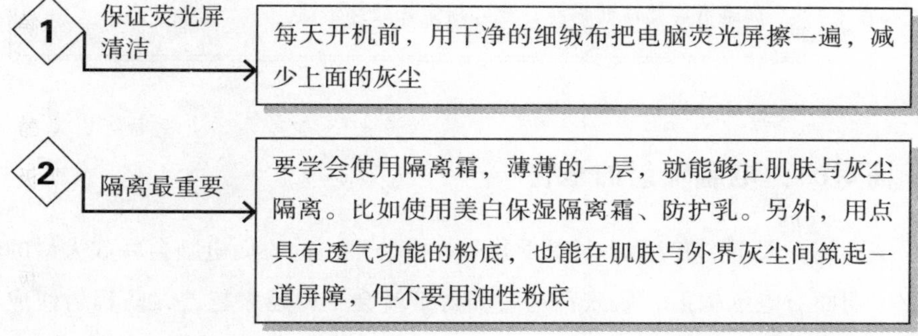

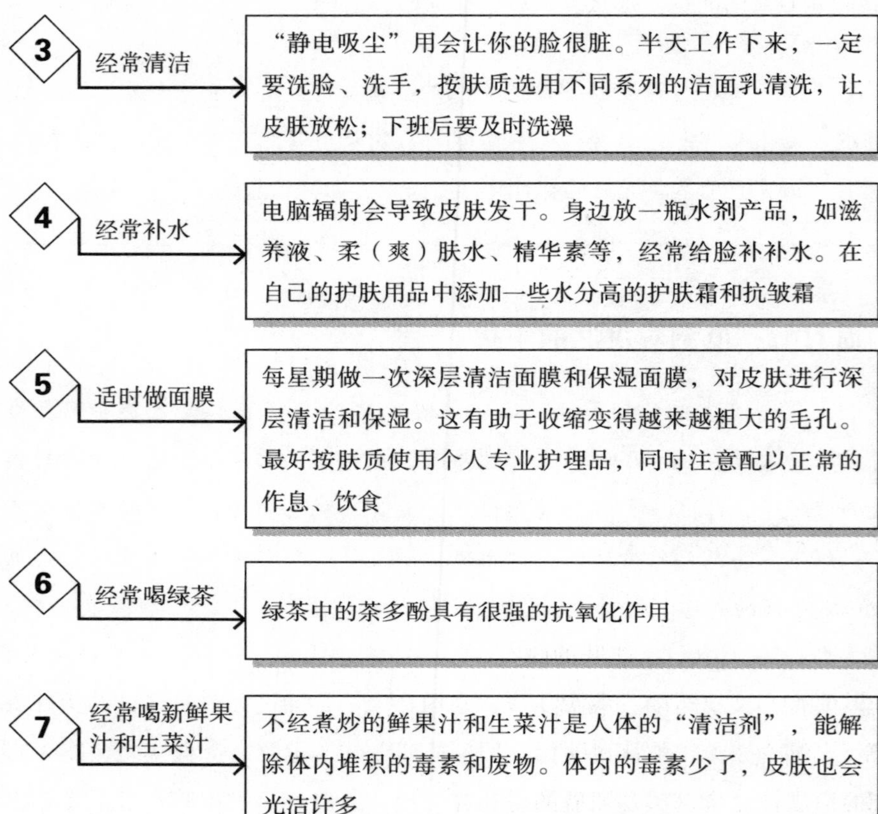

防治电脑皮肤的方法

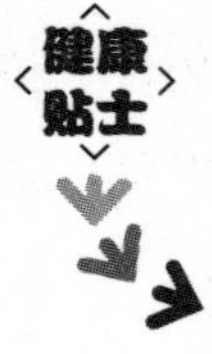

不管是清晨起床还是下班回家，你最不能忽略的就是洗脸。不要以为洗脸是很简单的一件事情，要想让你的血液循环更快，加速有害物质的排解，就必须做好脸部清洁。

面对03：电脑辐射的危害

上班族一天至少有7个小时以上是呆在办公室内的，而电脑会释放大量的辐射。长期面对电脑辐射，肌肤在这些辐射下就会变得越来越差，防辐射便成了上班族们要面对的问题。那么，上班族如何防辐射呢？其方法如下图所示：

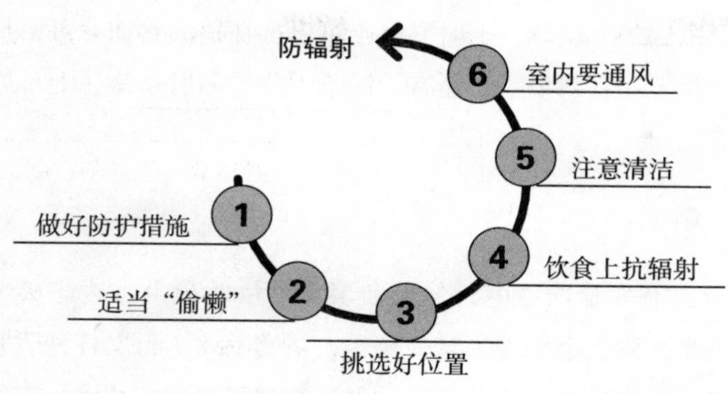

防辐射的方法

1. 做好防护措施

如果你每天都是裸肌上阵，没有任何防护措施，那么皮肤状况就会越来越差。所以，一款适合自己肌肤的隔离霜一定不能少。尽管美容界对于隔离霜能否防辐射说法不一，但是，隔离霜至少还是能隔离吸附在电脑附近的灰尘、脏空气等，这对肌肤也是一种保护。不仅如此，有些隔离霜还具有防晒功能，能够有效隔离灯光及紫外线对肌肤的伤害。

2. 适当“偷懒”

想要防辐射，当然最好用的方法还是离开辐射源了。所以，上班的时候尽量避免长时间坐在电脑前，能够“偷懒”就尽量“偷懒”。当不需要操作电脑的时候，最好是站起来走走，比如去茶水间、洗手间等，能够远离辐射就尽量远离。中午午休的时候，也最好关上电脑，看看书、跟同事聊聊天，或者午睡个30分钟。

3. 挑选好位置

很多人可能不知道，电脑背后的辐射是所有部位辐射最大的。所以，如果有可能，尽量不要选择要面对电脑背面的位置。前面、旁边都没有电脑那是最好不过的了！

4. 饮食上抗辐射

经常面对电脑的上班族，平时要多吃可以抗辐射的食物。可以抗辐射的食物很多，这里就不一一列举了。还有，绿茶也是抗辐射圣品，上班族每天可以多喝几杯绿茶。

5. 注意清洁

电脑屏幕上有大量的静电，静电会聚集大量的灰尘，这些灰尘会跑到脸上。一整天下来，脸上会附着大量的灰尘，堵塞毛孔，引发各种肌肤问题。因此，晚上下班后一定要及时清洁肌肤，将洗脸时间提前，从而将伤害减小到最低。

6. 室内要通风

电脑显示屏能产生一种叫溴化二苯并呋喃的致癌物质。所以，放置电脑的房间最好能安装换气扇或者电风扇，若没有，可以时常开窗通风。

面对电脑辐射，我们不能完全消除，但一定要重视预防抵抗工作。桌上的防辐射的绿色植物不可少，为了缓解干燥的空气，还可以在桌上放上一杯水。

健康链接

电脑族祛斑美容小妙招

1. 使用护妆品护肤

粉底是皮肤的衣服，对于隔离灰尘及抵挡电脑辐射都有作用，一定不要省去；每天使用美白和防晒产品，抵抗色素沉着的发生；长时间盯着电脑，导致眼睛疲劳刺痛，眼睛周围会干燥并生出细小皱纹，因此应注意选择合适的眼膜随时使用，以减少眼部疲劳感，同时滋润眼部皮肤；每天使用眼霜也能起到对眼部皮肤的保护作用。

2. 皮肤保湿要做好

时时都要保持皮肤水嫩，要坚持使用保湿爽肤液，并保证充足饮水，防止脸上的水分流失。

3. 卸装要彻底

不论化妆与否，都要使用洁面产品彻底清洁面部，预防吸附在脸上的灰尘引起小痘痘。要将脸上的彩妆卸掉。如果脸上有粉底，就要使用深层卸妆产品，轻柔地按摩脸颊，去除残妆；唇部和眼部都要使用专门的卸妆液。然后用适合自己肤质的洁面乳彻底清洁残存在毛孔中的污垢，使皮肤重新呼吸到新鲜空气。

洁肤后可用冷水轻轻拍打，以促进面部血液循环，加速新陈代谢，使皮肤更具活力。随后可用化妆棉蘸上保湿水或爽肤水敷在脸上，闭目养神，回想一下一天中有趣的事情。5分钟后再睁开眼睛，你会觉得整个人精神了很多。

面对04：熬夜对皮肤的伤害

每天拥有足够的睡眠时间是保证肌肤水润光泽的首要条件，可是如果因为工作需要经常加班熬夜，已经成为了十分普遍的现象。熬夜不仅会对身体造成伤害，对肌肤的伤害也是十分巨大的。那么要如何保养皮肤，做一个美丽的“夜猫子”呢？下图所示的方法是绝对有用的。

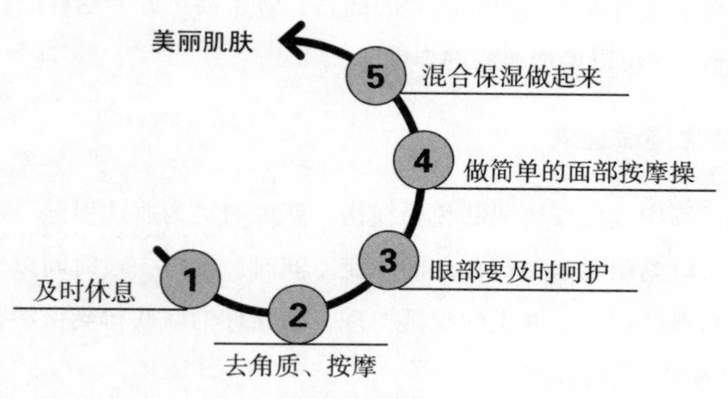

熬夜后保养皮肤的方法

1．及时休息

当熬夜过后，又进入到新的一天，如果这时达人们可以休息，一定要抓紧时间休息。

2．去角质、按摩

可以在清晨洗脸的时候为肌肤直接去角质，不管你什么时候去的角质，经过了一整夜的肌肤没有得到休息之后，一定要首先给肌肤去角质，再进行轻柔的按摩，可以搭配滋润的脸部按摩霜，以唤醒肌肤，令暗沉的肌肤重新获得明亮的色彩。

3．眼部要及时呵护

对于经常需要加班面对电脑工作的职场达人来说，你需要一瓶滋润的眼霜随时呵护你的眼睛，白天面对电脑工作已经非常累眼睛了，夜晚还要继续使用眼睛，眼部肌肤当然得不到休息，不妨在熬夜的过程中涂抹一下眼霜，让你的眼睛在得不到休息的情况下，也能够吸收一些眼霜中的营养。

4．做简单的面部按摩操

即使是在熬夜中，也不要忽略了对肌肤的保养与护理。做一些简单的面部按摩操，用双手十指，轻柔地按摩面部肌肤，每一寸肌肤都不要落下，同时，可以适当的在手指指腹上面涂抹滋润的面霜，效果会更好。这样既让肌肤得到了营养的补充，又可以增加肌肤的弹性。

5．混合保湿做起来

熬夜的过程中我们要想肌肤免受损伤，就要时刻为肌肤保湿。可以在一旁准备好温水，时刻用温水拍打自己的脸庞，同时，拍打一段时间以后，要继续用保湿润肤水继续拍打，双重的保湿护理，会让你的肌肤得到保护，减少熬夜对肌肤所造成的巨大伤害。

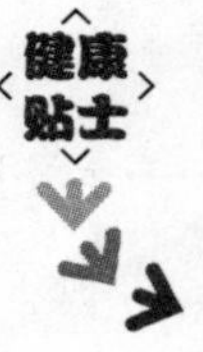

人的肌肤和人的其他器官一样，需要养分，需要呼吸。晚上是皮肤自由呼吸的时候，这个时候必须给皮肤以营养，让其自由呼吸的同时能有营养的滋润，夜晚对皮肤的保养比白天更重要。

第四节　正确护肤，与美丽约会

作为职场达人，因为加班熬夜，生活作息不规律，总会导致一些肌肤问题，不是有了眼袋，就是着急上火冒出了痘痘，再要不就是整日面对电脑，因为不注意保养，长了令人讨厌的斑点。面对这些肌肤问题，只有掌握正确的护肤方法，才能天天与美丽约会。

约会01：眼袋去无踪

上班族都知道形象很重要，如果自己的形象不好，不仅仅同事会笑话你，而且领导也会不满意。那如何预防眼袋的青睐呢？其方法如下图所示：

眼睛周围的皮肤极之薄弱，化妆或卸妆的时候，动作要轻柔，切忌用力拉扯皮肤

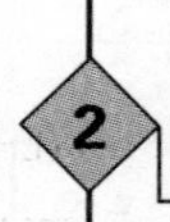

画下眼线时以不拉动眼皮为原则，为求方便，可以用干粉扑轻按在面上来稳定手的位置，这便不容易画错位置了

洗面时，用棉花抹洗眼睛周围的皮肤，比用粗糙的毛巾好

配戴隐形眼镜的时候，不要拉下眼皮，如果想方便地戴上镜片，轻轻拉高上眼皮即可

不要养成擦眼睛、眯眼睛、眨眼睛的坏习惯；阳光猛烈的时候要戴上太阳眼镜

切忌减肥、节食，以致营养不良或体重突然下降的现象出现，因为脂肪量迅速改变会影响皮肤的弹性

每天要多喝清水，至少8杯，尤其是早上起床时，晚上则不适宜饮太多水

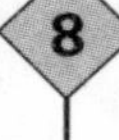

早、晚要涂眼霜，早上可用有紧肤效用的眼部霜，晚上则使用能补充水分的滋润性眼霜

眼部卸妆应用专用的卸妆液，卸妆液能够温和并彻底卸除一般甚至油性的防水眼部化妆品，并能同时滋润眼部肌肤

预防眼袋的方法

约会02：祛痘不留痕

痘痘最容易蹬鼻子上脸，却没想还会“欺负”到头上来。头上长了痘痘，又痛又痒，还不能抓挠，否则更严重。为什么恼人的痘痘会长到头上呢？总体而言，头上长痘痘与脸上长痘痘相似，主要有下图所示的几个原因：

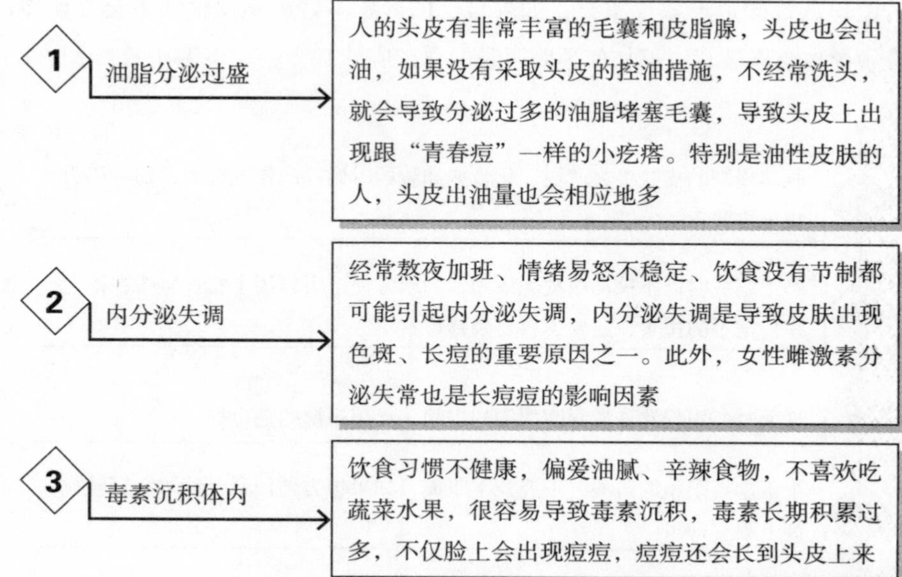

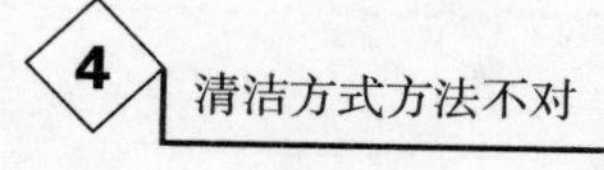

洁面不彻底或者洁面乳、洗发精、护发素残留，都有可能引发痘痘

头上长痘痘的原因

除了以上四种常见的原因外，长期在油腻环境工作，如加油站、厨房，环境中的油脂轻易弄脏头发和头皮，引发毛囊孔的堵塞，导致痘痘的出现。肾阴虚的人也比较容易长痘。

头上长痘该怎么办呢？首先要做的就是“对号入座”，先明确原因，再根据原因采取应对措施。

根据以上原因造成头上长痘痘的，分别可以从下图所示的几点入手。

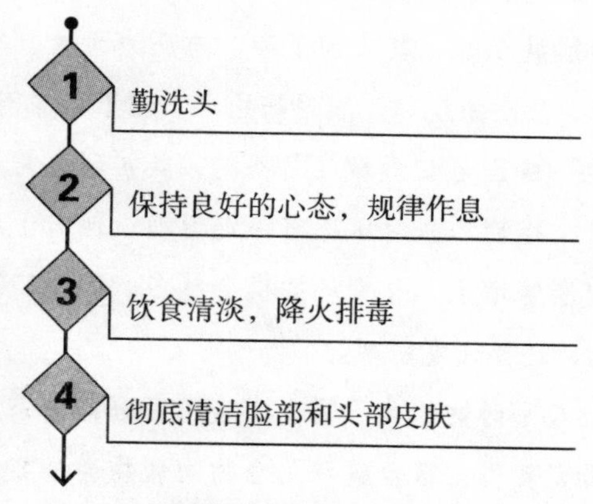

预防头上长痘的方法

除了以上几点总体指导建议，还可以尝试通过食疗来帮助缓解痘痘：

（1）多吃富含维生素A和维生素B的食物。例如胡萝卜、韭菜、荠菜、菠菜以及动物肝脏等。

（2）多吃富含锌的食物，包括瘦肉、海参、海鱼以及蛋类等，因为锌具有控制皮脂腺分泌和减轻细胞脱落与角化的作用。

（3）有针对性地食用清凉祛热食品。这类食物有瘦猪肉、猪肺、兔肉、鸭血、蘑菇、芹菜等等。

健康链接

成人痘需特别护理

青春痘并非青少年的专利，不少30岁左右的成年人也备受痘痘的困扰。专家表示，这是“成人痘”。成人痘青睐25～40岁的混合性、油性肌肤女性，主要受内分泌变化、情绪等因素影响。

1.“成人痘”成因复杂，护理不同于“青春痘”

“成人痘”和我们常说的年轻人得的“青春痘”同为痤疮，但两者成因却不尽相同。

青春期痘痘的成因主要为油脂分泌过多，青春期过后即可自愈；但成人痤疮却易复发，起起彼伏难以根治。专家表示，成人痤疮易发于25～40岁的混合性、油性肌肤女性，其成因复杂，与压力过大、睡眠不足、情绪压抑、内分泌失调、生活不规律、服用药物、护理不当等因素关系很大。

由于“成人痘”成因与“青春痘”不同，其护理也需要特别注意。对于青少年的青春痘，控油产品对痤疮有一定帮助；但对于成人痤疮，越是控油反而越刺激皮脂腺增生，长痤疮的机会越多。因此，要消灭成人痘，需要补水多于去油，还要注意防晒。

此外，长痘痘与平时的饮食习惯也有密不可分的关系，平时进食直接关乎人体健康。研究表明，富含碳水化合物的食物会加重成人痘，低升糖指数的饮食则能改善成人痘。

2.“成人痘”别乱挤，预防痤疮要内外调理

胡乱抓挠是不少皮肤病患者经常犯的错误，不少痤疮患者以为把痘挤破就可以恢复原样，殊不知会更严重。

痤疮治疗不能单纯通过抑制旺盛的皮肤腺分泌，也要考虑体内脏腑失衡等内在病因。很多痤疮是由于各种不良生活习惯导致的负面影响长期累积所致，因此，痤疮的治疗和预防都需要从改正不良生活习惯入手。

预防痤疮在日常生活中应注意：

（1）生活有规律，避免入睡太晚，情绪稳定，避免压力过大、抑郁、

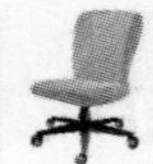

焦虑。

（2）饮食节制，少食辛辣、甜食、煎炸油腻及刺激性食物，如烟、酒、咖啡、浓茶等。多食新鲜蔬菜，水果、杂粮等高维生素、高纤维食品。

（3）养成良好的护肤习惯，清洁肌肤要彻底，少用去油、碱性的洗面奶，多用补水产品。

（4）避免日晒和辐射，积极防晒。

（5）适当运动以促进新陈代谢，让皮肤排汗保持畅通。

（6）如果女性在经期前痤疮加重，应检查一下性激素六项及多囊卵巢综合征。

约会03：美白下“斑”计

作为职场达人来说，每天在公司上班，对那些埋伏在办公室的美白杀手都有留意到了吗？我们一定要主动出击，捍卫容颜，做职场的“瓷娃娃”。

现在，请对照你的办公室，开始你的美白下“斑”计，具体如下表所示：

办公室美白下“斑”计

产生原因		美白罪状	美白护理方案
光线杀手	日光灯、玻璃反射的紫外线	即使在写字楼里，仍有50%的紫外线透过普通的玻璃窗射入室内。至于灯光，更是肌肤的隐形杀手，其紫外线相当于阴天紫外线的级数。如果你发现，即使已经做好防晒，脸上的斑点还是持续浮现或加深，就表明你的办公区紫外线有过量之嫌	若想让防晒品长效保护肌肤，首先不能涂得太薄，每平方厘米要2毫克的量，算下来，大概是全脸平分一颗珍珠的量。将防晒霜在额头，鼻尖，两侧，下巴五点平均分配，涂均匀后无需按摩。第一次涂抹10分钟后再补涂一次，能让肌肤得到更全面的保护

（续表）

产生原因		美白罪状	美白护理方案
情绪杀手	繁重的工作、社交带来的心理压力	人在快乐的时候，大脑和肌肤会释放出珍贵的β－盈多芬因子，会刺激表皮细胞间的活性酶和前体角质蛋白质增加，让肌肤柔嫩光彩！所以，抽空到办公室的茶水间，跟同事聊聊天，只要几分钟，不仅可以舒缓肌肤疲劳，还能提高工作效率	一些品牌推了专门针对压力过大的都市女性的情绪美白产品，用天然美白精华温和净白肌肤的植物美白产品，有效对抗由压力造成的黑色素形成，预防肌肤老化及提升免疫力，让压力下的肌肤远离色斑困扰
空气杀手	常年开放、又没得到及时清洁的中央空调	空调室循环气流多，室内飘浮的灰尘、花粉、霉菌和细菌较多，长期下来会引起肌肤炎症。另外，长期身处密闭的冷暖空调房里，皮脂汗腺功能会渐渐失调，皮肤因“缺氧”而导致毒素沉积，出现粗糙、暗沉和色斑	准备一小瓶自制的空气清新剂吧，它由3滴薄荷精油+柠檬精油和纯净水组成，放在喷雾瓶里，在需要时喷在自己的活动范围内。清新的气味能够刺激神经系统的兴奋，让人神清气爽，也能清除污浊的空气
辐射杀手	电脑、复印机等现代办公设备的辐射	办公室里的辐射会让肌肤变得干燥有细纹、肤色变黄、毛孔变粗、甚至产生大大小小的辐射斑。同时，在使用电脑、打印机、传真机、多功能一体机、复印机的过程中，产生的臭氧、粉尘及电磁干扰，同时对人体免疫系统造成伤害，失去了健康的身体，又哪来白皙漂亮的皮肤	对抗辐射，妆前的隔离比防晒更重要。所以每天都要坚持使用隔离霜，薄薄的一层，就能够让肌肤与灰尘隔离

健康链接

职场女性要摆脱皮肤亚健康状态

常年生活在写字楼中的女性，受办公室空气污染、电脑辐射、空调干燥风的侵害，加上作息不规律，很容易变成亚健康皮肤。如皮肤粗糙、干燥、黯淡、缺少光泽、长色斑、皱纹、色素沉积等现象，成年人长出青春痘、红血丝等，也是身体内部失调造成的皮肤亚健康状态。

我们如能在平时注重皮肤养护，亚健康皮肤是完全可以调理好的。比如，皮肤的疲劳程度与睡眠质量成正比，所以此类人群应该提高睡眠质量，尽量在晚上11点之前入睡，因为这段时间皮肤细胞新陈代谢最旺盛。

由内而外进行调理，是亚健康皮肤人群首先需要注意的。维生素A、维生素C、维生素E、维生素B_6具有抗氧化作用，可以从内部加强肌肉的防御系统，对付色素沉积，破坏自由基活性，促进血液循环。所以，亚健康皮肤的人要多吃新鲜蔬果。据专家发现，绿茶中所含的茶多酚能够增强人体表皮细胞的活性，所以，爱美的女性别忘了每天喝一杯清香的绿茶。

皮肤亚健康的朋友除了内调之外，还要注意外部保养，即使晚上疲惫不堪，也一定要彻底清洁皮肤，根据皮肤性质，制定合适的去角质频率。选择弱酸性、无香料、能保湿的类型的洁面产品，洁面后还应用冷水轻轻拍打肌肤，促进血液热循环。另外，亚健康皮肤的人要多吃新鲜蔬果，每天保持愉悦的心情，对于皮肤健康也非常重要。

第五节　随时护手，呵护第二张脸

对上班一族来说，双手不仅是我们身体的一部分，也是从事工作最多、活动最频繁的一部分。而双手又是人体毛细血管和神经末梢最致密的部分，操作工具、敲击键盘或长时间使用鼠标，手部常常会感到疲惫不堪，甚至会产生抽筋似的痛，连带手腕也不舒服。这其实是手部的劳累没有得到及时的缓解，积劳成疾所致。

而上班族，经常是在有空调的写字楼里对着电脑屏幕工作，由于空调房间里湿度很低，再加上电脑的一些辐射，手部还比较干燥。

都说手是女人的第二张脸，不好好保养怎么行，尤其在干燥的秋冬季节，双手更容易粗糙老化，一支护手霜打天下的时代已经过去了，一起来学学这些护手攻略。

攻略01：深度护理篇

检查下你的双手，是否摸起来粗糙、看起来暗黄、还经常感觉干燥，此时你该做的是深度养护你的手。简单的手部SPA即可满足深度护理的需求，赶紧行动起来。其方法如下图所示：

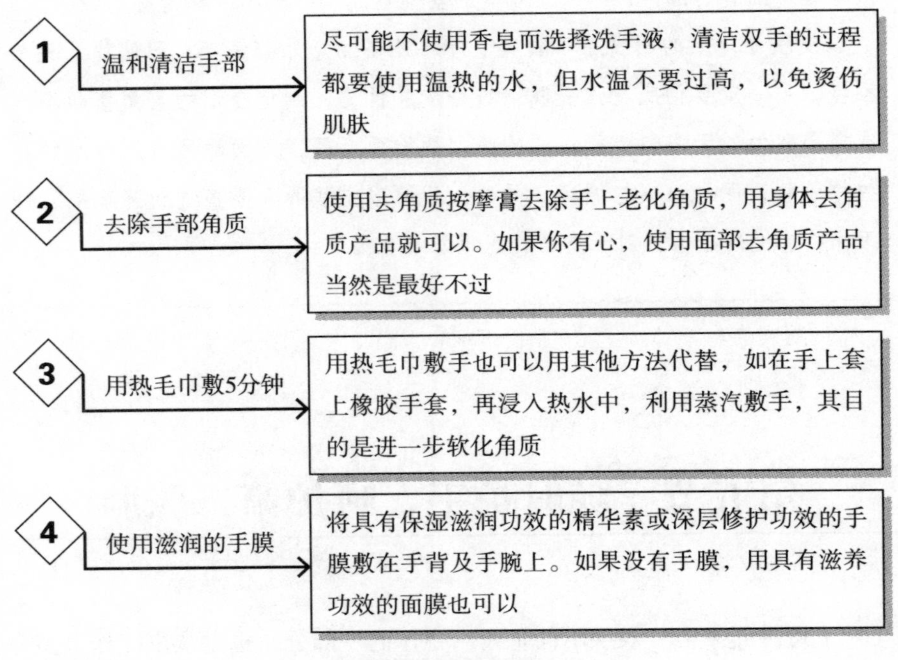

手部深度护理的方法

攻略02：日常护理篇

深度护理每周做一到两次就可以了，那日常该如何护手呢，什么时候需要用护手霜呢，这时候你掌握的是日常护手的要点如下图所示：

1 不要用面霜代替护手霜。因为手比脸需要更多的滋润，面霜虽能被快速吸收，但可能无法对手形成有效的保护膜

2 根据手部皮肤的不同，选用不同类别的护手霜。适合干燥肤质的护手霜一般含甘油、矿物质等；因劳作而粗糙的肤质护手霜一般含天然胶原及维生素E等

3 在触手可及的地方准备护手霜。例如：办公室、梳妆台、厨房等，每次工作完之后，及时使用，可缓解手部干燥情况，有效保护双手

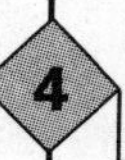

4 接触洗洁精、皂液等碱性物质后，护手小窍门是用几滴柠檬水或食醋水涂抹在手部，去除残留在肌肤表面的碱性物质，然后再抹上润手霜

5 巧用橄榄油护手。在温水中滴入适量橄榄油，把双手完成浸入，保持15分钟，可改善皮肤干燥粗糙现象，使角质软化，晚上睡觉之前，可以用橄榄油按摩，可以防止指甲脆弱易断，对付经常涂指甲油的指甲也非常有效

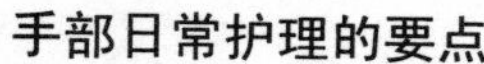

手部日常护理的要点

攻略03：紧急护理篇

对于没有做好日常护理的人，遇到紧急情况怎样让自己的双手快速变得白嫩柔软呢，办法也是有的，那就是紧急护手攻略。要点如下图所示：

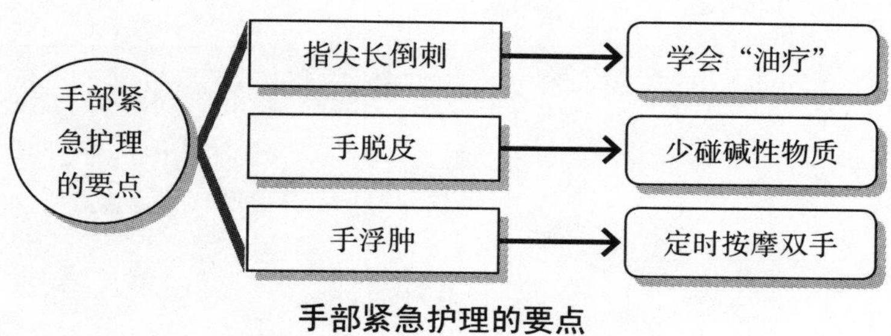

手部紧急护理的要点

1. 指尖长倒刺——学会“油疗”

很多人手部长出许多讨厌的“倒戗刺”，除了补充维生素以外，还要抹一些鱼肝油胶囊里的鱼肝油。每晚睡觉前用含维生素E的营养油按摩指甲四周及指关节，手上的倒刺就会渐渐消失。

2. 手脱皮——少碰碱性物质

手掌脱皮容易发生在春秋季节，可以服用一些六味地黄丸或者服用维生素B和维生素C来缓解症状。手部容易脱皮的人，尽量减少接触碱性物质，碱性物质会造成脱皮或使脱皮加重，接触洗衣粉最好戴上手套，尽可能不使用香皂，选择洗手液。

3. 手浮肿——定时按摩双手

定时按摩双手以促进血液循环，防止手部浮肿。按摩是最好涂上按摩霜或者橄榄油。一只手的拇指和食指捏住另一只手指两侧，轻轻从指跟拉到指尖。每根手指各做2～3次，左右手交替进行。

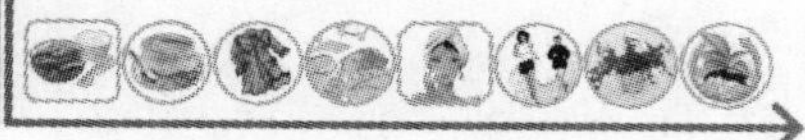

第六章

6 职场达人，练出健康身体

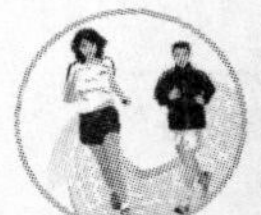

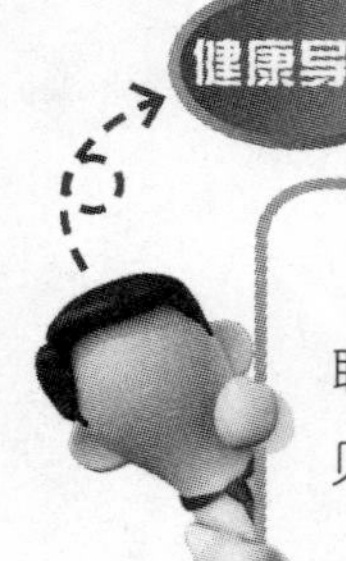

亚健康、过劳死、过劳肥、老年病年轻化……近年来，这类反映职场年轻人身体病态的新鲜词层出不穷；过劳病、过劳死的事故也常见诸于报端杂志，职场人士的“过劳”现象更司空见惯。

过劳的原因很多，若无法减少超重的工作量，我们是否可以改变心态和其他的生活方式？及时调整职场心态，多与身边人沟通，学会节制与放松，给自己减压。而工作并非生命的全部，闲暇时，应有选择地参加娱乐活动，注重锻炼身体，提高体质与抗压能力，不要让忙成为“偷懒”的借口，只有健康的身体，才有未来“革命”的本钱。

第一节　锻炼，赶跑职场潜伏疾病

上班一族，整日的劳碌让潜伏在身边的疾病有了可乘之机。我们为你将几大潜伏的疾病一一揪出，好让你能见招拆招，免遭伏击。

招数01：应对“雅皮士流感”

“整天没劲，做什么都提不起兴趣，有时还急躁、易怒。”米露在一家餐饮公司当总经理助理，最近发现自己身体的问题很多，去医院做过一次全面检查，可除了血压有点低外，也没啥大毛病。

每天，米露要面对许多繁杂的事情，从招聘员工，到广告牌制作内容，事无巨细，她都要一一过问。“前些年，觉得自己能以一当十，上蹿下跳，忙得不亦乐乎。”米露说，“随着后来结婚生子，我人虽回到原岗位，但压力却愈来愈大。”

米露的这种症状是现代人典型的亚健康状态，叫“雅皮士流感”，职场工作人员，特别是女性，处在“雅皮士流感”状态的不在少数。“我是一个追求时尚的人，想不到还患了一种流行病。”

既然得了“病”，就要去调整。在一位心理咨询师朋友的帮助下，米露拟订了一个“休养计划”，其中包括不和员工动气、换位思考等心理疗法，还有每周两次锻炼，看一场电影，看两本好杂志等。

“计划推出一个月来，能执行到位的才一半。不过，我知道要尽可能地坚持，才能让自己彻底摆脱‘雅皮士’状态。”米露信心百倍地说。

浑身没劲，怎么休息都不够，打不起精神，情绪也急躁、易怒，这是人的一种亚健康状态，叫“雅皮士流感”，是最易在办公室白领间流行的疾病。患者感到倦怠乏力，难以恢复到正常的精神饱满状态。“雅皮士流感”是人体介于健康和疾病的中间地带，由于有些患者有猝死危险，“雅皮士流感”也可以说是“过劳死”的预备军。

这种病症在医学上称之为慢性疲劳综合征，也叫“雅皮士流感”，是常见的病种之一，而且发病率在逐渐增加。

这种病症的患者轻则处于亚健康状态，严重的已经处于疾病状态。是一种长时间（一般都在6个月以上）的严重疲乏无力的状态，这种疲乏无力找不到原因，也不能通过卧床休息缓解。有的还会出现短期记忆力或注意力下降；咽喉疼痛；肌肉疼痛和无力；不红不肿的关节疼痛；头晕、头痛、低烧；睡眠异常；易出差错和精神抑郁；严重时会使人长期精神抑郁；身体极度虚弱。但也有部分患者的症状会原因不明地自动消失。此外，该病还有一个特点，就是在医院里能做的检查都做了，就是没有发现什么大问题，而各种不舒服的症状依然存在。

患有这种病症的大多是年龄在30～50岁之间的中、高层管理者，某些特殊群体如电脑软件设计人员、医务工作者、长期生活不规律的人也易患慢性疲劳综合征。疲劳与长期工作紧张、竞争压力大、生活事件影响以及长时间处于疲劳状态有关。患慢性疲劳综合征的人精神压力都比较大，要么是长期处于繁重的脑力劳动和紧张的精神状态中，要么是家庭等方面遭遇变故。

那么，职场达人应该如何预防这种病症的发生呢？其方法如下图所示：

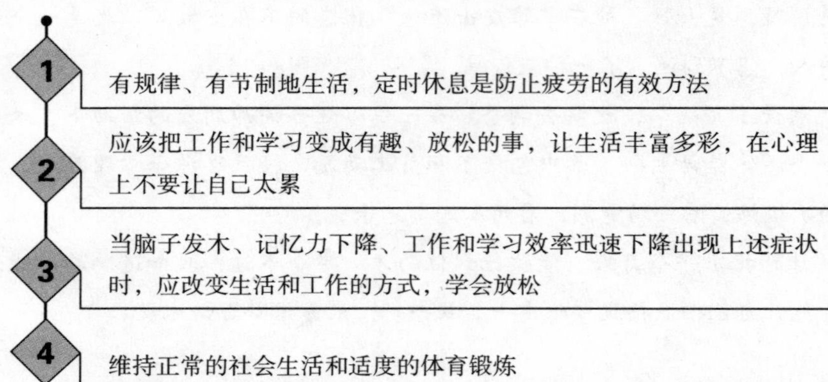

预防“雅皮士流感”的方法

招数02：应对“鼠标手”

在办公室，我们的手似乎已经跟鼠标“嫁接”在一起了。长时间操作鼠标让办公族的手腕上已经爆发了另类“鼠疫”，疼痛、不适、酸麻都找上门来。

广义来说，一切因为使用鼠标而导致的上肢（手臂、手腕、手掌、手指）不适，都应该称之为鼠标手。下图所示的这些症状可以帮助办公室一族判断是否遭遇“手腕鼠疫”。

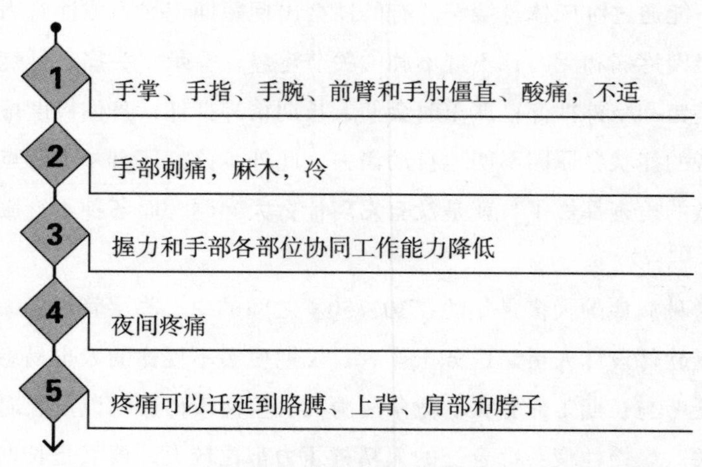

判断“鼠标手”的标准

现在的办公室都离不开电脑，而在长期的使用电脑的过程中就容易患上鼠标手。那么有什么比较好的方法能远离鼠标手呢？下面带大家一起了解下吧。

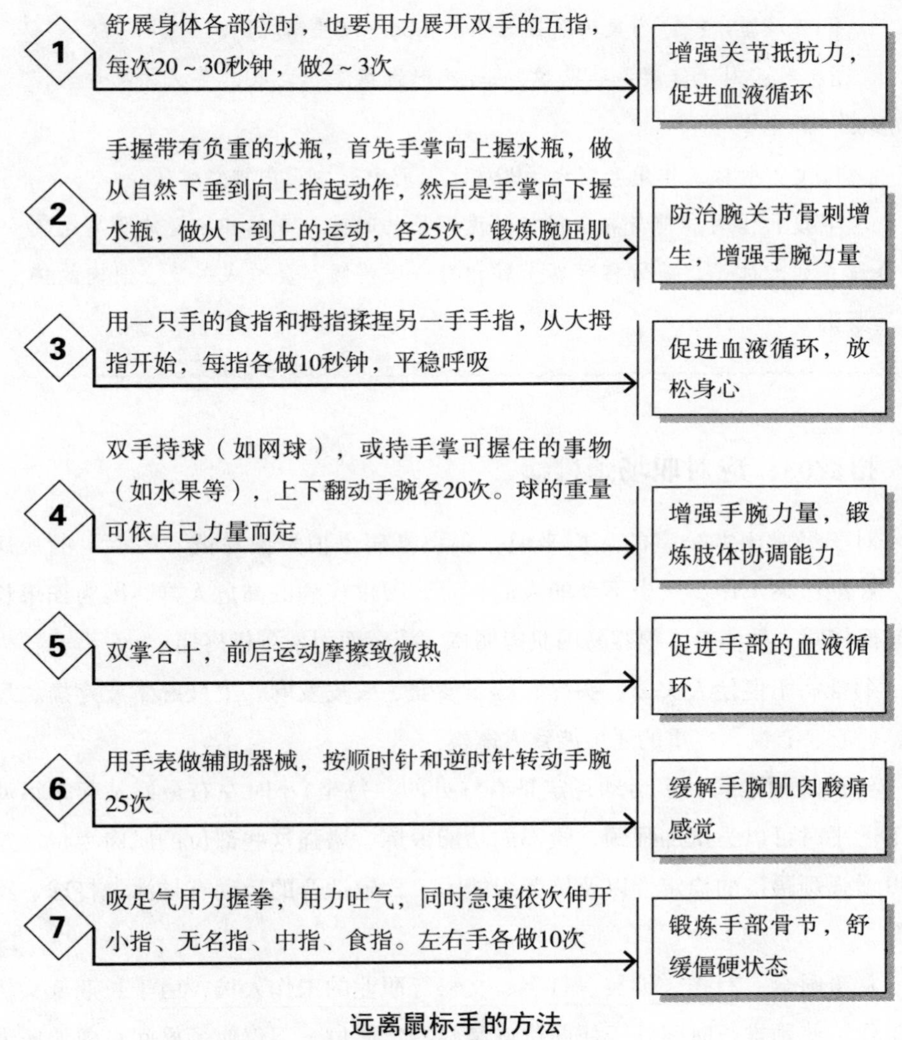

远离鼠标手的方法

健康链接

牢记手腕健康的密码

5～10厘米：理想的椅子和桌边的距离应该控制在5～10厘米，而且椅子的高度最好能够调节，一个符合解剖学原理的座位和靠背能够让身体自由朝前、朝侧面运动。

55～72厘米：办公桌高度最好调节在55～72厘米之间。

2小时：对于健康手腕来说，每2小时连续工作之间，务必休息片刻，活动一下关节。

90度：肘部工作角度应大于90度，以避免肘内正中神经受压。

45度：上臂和前身夹角保持45度以下的时候，身体和鼠标的距离比较合适，如太远了，前臂将带着上臂和肩一同前倾，会造成关节、肌肉的持续紧张。

招数03：应对职场颈椎病

对于经常坐办公室的人们来说，颈腰椎病恐怕是最易被“控诉”的疾病了。长期伏案工作、久坐不动的人们，是颈腰椎疾病的高危人群，因为如果长时间保持同一种姿势，很容易因肌肉僵持、疲劳而引发颈椎疼痛。

颈椎病不但使人头晕、头疼、脖子发僵、头皮发麻、上肢麻木或疼痛、肩痛、恶心、心慌，严重的还可能致人瘫痪。

要预防颈椎病，多活动肯定是有好处的。每坐1小时左右最好站起来活动一下。平时可以尝试加强颈、腰部的功能锻炼，增强这些部位的肌肉力量，这可以增强颈腰椎的稳定性以及抗劳损能力，比较适合的运动有蛙泳、打球、跑步等。

从事财会、写作、编校、打字、文秘等职业的工作人员，由于长期低头伏案工作，使颈椎长时间处于屈曲位或某些特定体位，不仅使颈椎间盘内的压力增高，而且也使颈部肌肉长期处于非协调受力状态。现推荐几个方法，可以简单防治颈椎病，具体如下图所示：

1 保持距离

首先在坐姿上尽可能保持自然的端坐位，头部略微前倾，保持头、颈、胸的正常生理曲线；可升高或降低桌面与椅子的高度比例，以避免头颈部过度后仰或过度前屈

2 运动头部

对于长期伏案工作者，应在1～2小时左右，有目的地让头颈部向左右转动数次，转动时应轻柔、缓慢，以达到该方向的最大运动范围为准

3 运动肩部

也可以进行夹肩运动，两肩慢慢紧缩3～5秒钟，尔后双肩向上坚持3～5秒钟，重复6～8次；也可利用两张办公桌，两手撑于桌面，两足腾空，头往后仰，坚持5秒钟，重复3～5次

4 抬头远视

当长时间近距离看物，尤其是处于低头状态者，既影响颈椎，又易引起视力疲劳，甚至诱发屈光不正。因此，每当伏案过久后，应抬头远视

5 防止颈部受风受寒

防止颈部受风受寒，积极治疗颈部的外伤、感染、结核、淋巴结炎和椎间盘炎等疾病是预防颈椎病必须要做到的。如风寒会导致肌肉痉挛、僵硬，从而造成落枕、颈椎小关节紊乱和肌肉纤维织炎

6 加强锻炼

预防颈椎病既可通过太极拳、广播体操等全身性的锻炼，也可以通过颈项功能锻炼，增强局部肌力，滑利颈椎关节以缓解症状

简单防治颈椎病的方法

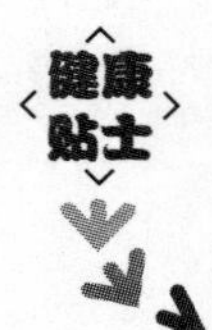

光是靠以上这些小动作想要达到很好的健身效果当然是不可能的，想要身体更加健康当然还得多进行真正的健身运动。多去参加户外跑步、爬山或者是去健身房跑步、跳健美操，才是健康长寿的秘诀。

健康链接

上班族该如何预防电脑脖

电脑脖是指长时间使用电脑导致的颈椎病。长时间低头工作、受凉、猛甩头等都会是电脑脖的成因。那么上班族如何预防电脑脖呢？

1．基本姿势

每次做各项训练动作前，先自然站立，双目平视，双脚略分开，与肩同宽，双手自然下垂。全身放松。

2．前俯后仰

双手叉腰，先抬头后仰，同时吸气，双眼望天，停留片刻；然后缓慢向前胸部位低头，同时呼气，双眼看地。做此动作时，要闭口，使下颌尽量紧贴前胸，停留片刻后，再上下反复做四次。动作要旨是：舒展、轻松、缓慢，以不感到难受为宜。

3．举臂转身

先举右臂，手掌向下，抬头目视手心，身体慢慢转向左侧，停留片刻。在转身时，要注意脚跟转动45度，身体重心向前倾，然后身体再转向右后侧，旋转时要慢慢吸气，回转时慢慢呼气，整个动作要缓慢、协调。转动颈、腰部时，要尽量转到不能转为止，停留片刻，回到自然式后，再换左臂。而换左臂时，放下的手要沿耳根慢慢压下，换好手臂后同样再做，来回反复做两次。

4．左右旋转

双手叉腰，先将头部缓慢转向左侧，同时吸气于胸，让右侧颈部伸直后，停留片刻，再缓慢转向左侧，同时呼气，让左边颈部伸直后，停留片刻，同样反复交替做四次。

这些小动作白领们完全可以在上班的休息之余或者是中午的时间来做。

招数04：应对腰肌劳损

腰肌劳损在以前都是老年人常见的一种疾病，但是现在这种疾病正在朝年轻化发展。因为很多朋友上班开车，到了公司坐在办公桌前办公，下了班应酬客户还要坐在餐厅和KTV里，这样整天久坐，时间一长，难免会造成腰椎疼痛和腰肌劳损的情况。那么腰肌劳损怎么锻炼呢？你可按下图所示的方法去做。

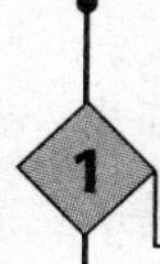

坐在椅子上双腿并拢向前伸，腿部保持略微弯曲。身体靠近腿部向下俯低，双手向前伸扶住双腿。保持静止动作30～40秒，伸展放松腰部，可反复做3～4组

2

坐在椅子上双腿成90度并拢平放保持不动，身体挺直然后慢慢地向左侧或右侧旋转，旋转至身体完全朝向左侧或右侧。一只手轻抚腿部，另一只手扶着椅背。保持此动作30～40秒然后还原到另一侧。重复动作3～4组

双腿并拢自然放平在地面上，身体保持挺直收腹，双手轻抚脑后双臂张开。头部和身体成直线，缓缓地向下，当身体接近于腿部时再缓缓地向上抬起，至身体和腿部成90度。然后重复此动作20～30次，重复4～5组

预防腰肌劳损的锻炼方法

健康链接

拥有小蛮腰的秘籍

白领们每天的时间几乎都在办公室，运动少加上吃完就坐，这样使得肚子的肥肉越来越多，就这样被挂上“水桶腰”的称号。腹部减肥成了办公室白领们的一大难题，白领都在寻找瘦腹的秘籍，怎样才能甩掉肚子上的肥肉呢？

1. 腹式呼吸法瘦腰

许多人体重正常，但是腹部却能摸得着大把的赘肉，对于腹部脂肪充盈型的人来说，最靠谱的瘦腹法就是“腹式呼吸”。吸气时，肚皮鼓胀，呼气时，肚皮紧缩。别小看了这个呼吸方法，它能有助于刺激肠胃蠕

动，促进体内废物的排泄，顺畅气流。平时走路和站立时都记得用腹式呼吸，只要几个星期，不但小腹会趋于平坦，就连走路的姿势也会变得迷人起来。

2．椅子瘦腰操

职场达人在日常生活中很少运动到腹部的肌肉，加上长期坐在办公室里，腹部的赘肉就不请自来了。面对这样情况，每天睡前做一下椅子瘦身操就非常必要了。首先，平躺在地板上，双脚搁置于椅子上，大腿与地面成直角。右手置于脑后，左手向旁伸直。然后逐渐升上半身，达到与地板成30度角，同时上半身前倾时右手肘要扭向左膝。这个动作每组15次，每天坚持做3组，两周内就可以看到效果。

3．家务瘦腹法

对于只喜欢吃不愿意动的职场达人来说，想要身材好就要必须付出点劳动。这就需要多做一些重家务。因为平时本来就很少运动，所以需要在必须做的家务上避轻就重，譬如亲自去倒垃圾；午饭后收拾自己的桌面；打扫房间的时候不用吸尘器，而是用扫把和抹布清扫。

4．粗盐瘦腹法

对于腹肌肥大的人来说，为腹部长期加餐是最好的瘦腹办法。可以去超市买几袋粗盐放在家里备用，每次淋浴前，取出一杯粗盐加上少许热水搅拌成糊状，再将其涂在腹部。按摩大约10分钟以后，用温水将其冲掉。每次洗澡前都坚持用粗盐按摩，即使再难搞定的腹肌，也会有凸凹变化。需要提醒的是，若是肌肤比较敏感的人，请选择专用的防敏感浴盐。

5．浴巾瘦腹法

随着年龄的增长以及生育的影响，女性发福首先就会从腰部开始。所以想要告别发福的迹象，就可以靠一条浴巾来减腹。在床上铺一条大的浴巾，仰卧于上。双手抓住浴巾的两脚，兜住脑后。屈膝，两脚置于地面。吸气，收腹，向上抬头、颈，直至肩抬离地。保持此姿势，吸气的同时单腿慢慢蹬直，脚跟不离地，呼气，把腿收回到屈膝姿势，再换另一条腿。需要注意的是，呼吸的顺序一定要正确，若能坚持每天做5组，两周后就可以看到腰部的变化了。

以上几种瘦腹方法可以有效地帮助职场达人们甩掉腰上的肥肉，重要的还是要坚持下来，平时也要多运动，因为长久坐着不仅腰会变粗，也会影响身体健康，所以在上班空闲时间适当地放松一下，这样才是长久之计。

招数05：应对办公室肥胖症

现在的职场达人，有很多都是上班时对着电脑，回家就是吃饭、睡觉和打游戏，这样的生活难免会导致身体肥胖。肥胖会带来很多的身体危机，所以我们要适当地减肥，当然防患于未然才是真正的办法。

职场新人对于自己的身体健康一定要有一个正确的认识，不能每天按部就班地工作，这样会引起身体健康的下降，特别是体重的增加。下图介绍几种预防办公室肥胖症的方法。

在工作的间隙，站起来走走路，不要一直坐着，这是肥胖的原因之一。每天坚持办公的时候抽空站一站，走一走

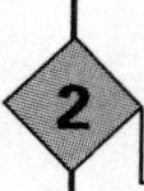

尽量消耗身体的一些多余热量，每天上班的时候，可以走楼梯，至少应该每天走六层楼，这样才可以消耗身体的过多热能，也可以走路回家，尽量保持身体有一定的运动

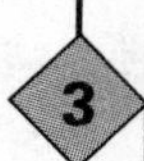

很多人每天嘴不闲着，总是会吃一些零食，这也会引起肥胖，应该限制自己吃零食，不能因为胃口好想吃就一味地满足自己，这是错误的做法

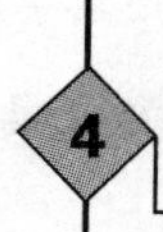

吃饭的习惯也很重要，很多人每天朝九晚五，吃饭是饥一顿饱一顿，这样也会引起身体肥胖，最好是一日三餐按时定量，每顿只要吃七八分饱，长期坚持就会身体强健

太晚吃宵夜，这是对身体健康最大的一个坏处，因为晚上很晚吃饭对于消化系统有相当大的损害，特别是食物的热量都会积聚在体内，引起肥胖，导致睡眠不好

预防办公室肥胖症的方法

第二节　锻炼，可以在上下班途中

职场达人们常常抱怨没有时间健身，更以没有时间为借口放弃健身。现代社会大多数人都已经处于亚健康状态，为了我们的健康，现在就讲一讲上班一族如何利用上下班途中的时间来健身的方法。

方法01：走路锻炼

走路是公认的最环保低碳的健身方法，其本身更是一种最有效的锻炼方式，如果在走路的同时能再刻意地加强一下，效果也不错。其方法如下图所示：

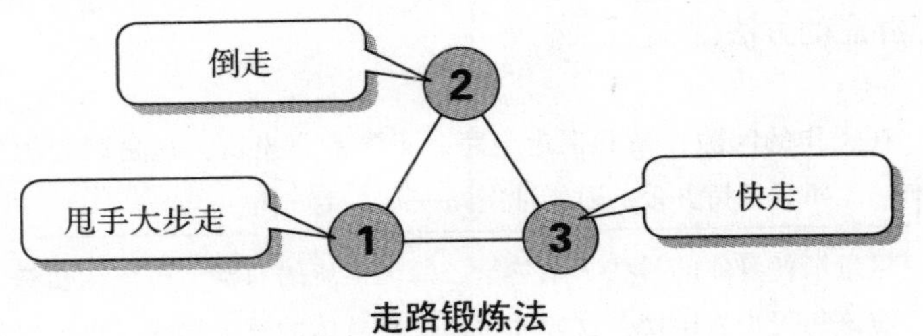

走路锻炼法

1．甩手大步走

这个运动也可以说是通俗易懂，甩手大步走的好处在于可以瘦腰、瘦背、瘦臀，让手臂没有赘肉，也是最好的全身运动，可以有效地减肚子。应注意的是，首先要刻意收腹、抬头、挺胸、缩臀，讲步伐尽量跨大，手臂尽量大幅甩动，做最大的运动，就像正步走一样，只是腿不必踢正步，手臂变为直摆。不但在上班途中，日常散步，还是在办公室内也可利用此法运动。

2．倒走

故名思议就是面朝前，向后倒退行走，其好处在于可以治疗腰椎疾病，矫正驼背等不良形体，还可以消耗臀部和小腹的脂肪，起到减肚子的最佳效果。

应注意的是，鞋子必须选择平底鞋；因倒走时看不到前路，所以应选择僻静路段行走。

3．快走

快步走除了可以强筋健骨、提高机体运动功效、预防骨质疏松、健脑益智、提高工作效率、增进胃肠蠕动、改善食欲、防治便秘、加速能量消耗、减肥瘦身、保持体形外，还能增强心肺功能、调节改善血脂、增进胰岛素功能，对心脑血管病和糖尿病具有很好的防治作用。有研究表明，成年人每天步行30分钟，可增加热量消耗30%，每天步行1000千米，每月可减少约0.3千克的脂肪。对于需要减肥和强身健体的人们非常有用。

方法02：公交车（地铁）上锻炼

公交车（地铁）作为日常出行的交通工具，在我们的生活中有着举足轻重的地位。而对于长时间坐在办公室的上班族来说，公交车（地铁）也是一种极佳的锻炼工具。掌握一些在公交车（地铁）上的锻炼方法，也能够让你的身体得到轻松锻炼，省时又方便。在公交车（地铁）上的锻炼方式很简单，主要依靠车内的吊环等作为辅助工具。

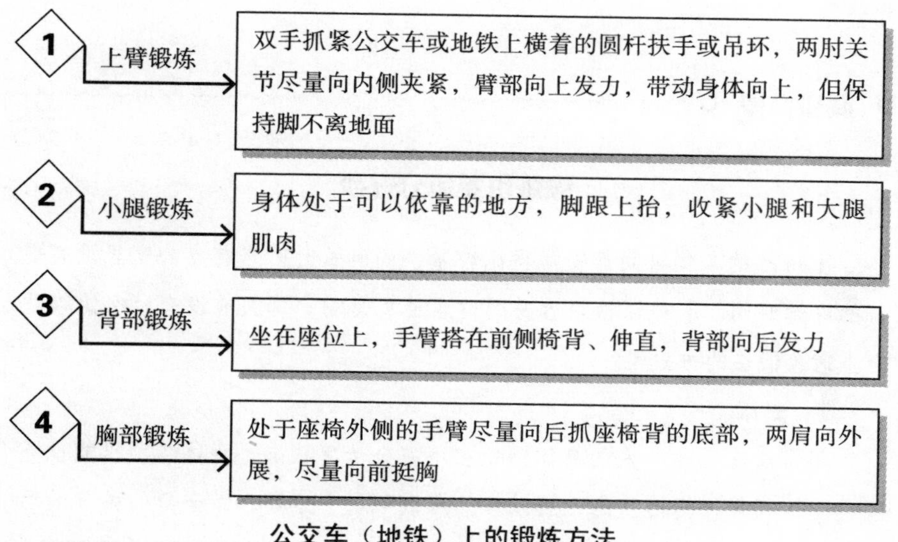

公交车（地铁）上的锻炼方法

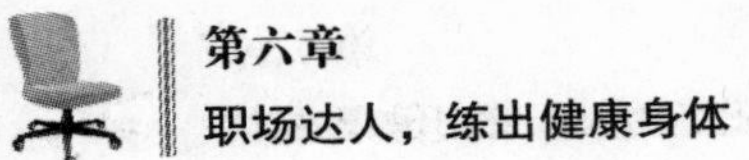

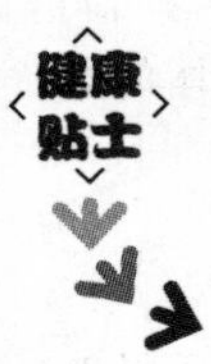

乘坐公交车时，也可以偶尔转转脖子，累的时候扭扭腰，但一定要注意安全，刹车、颠簸时，不应运动。

方法03：有车一族的锻炼

随着社会的进步，现在有很多有车一族，与此同时也就增加了交通的压力，上下班高峰时堵车也就成了家常便饭。有车一族利用堵车的空隙坐着也可以锻炼身体，其方法如下图所示：

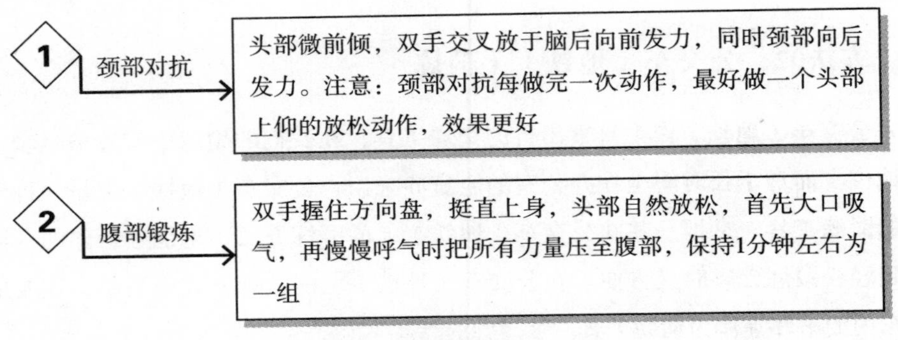

有车一族的锻炼方法

健康链接

锻炼也要争分夺秒

上班族的工作时间都安排得比较紧，同时长时间坐在办公室里没有很好的锻炼时间。长此以往很容易对健康造成影响。那么有没有什么比较适合上班族锻炼的方式呢?

1．起床

早晨起床后由于人的身体仍处在不完全清醒状态，身体各项机能也不能迅速达到最佳运动状态，所以每天应该早起十分钟，做全身的关节活动和韧带的抻拉放松。既能使人快速适应活动状态，同时还能提高身体的柔韧性。

2．上班途中

出门以后，我们可以进行快步走，提高心肺功能的同时，会提高腿部力量及爆发力，走路时最好用前脚掌着地，保护脚踝关节。

3．等车或车中

在等车或是在车里不要坐着，手扶着车里或车站上的固定物体，身体站直，双脚与髋关节同宽，提起脚后跟，缓慢放下，反复进行30次，练习三组，每组之间注意抖动小腿放松，这个动作主要练习小腿和膝盖、踝关节的稳定性。

4．上班中

下车后可以用比较缓和的速度到单位，放松一下紧张的神经和身体，准备开始工作了。在工作的时候要注意：每隔30分钟应活动下腰部，每隔10分钟要活动下颈部，只需要几秒钟做环绕动作即可。这样会减少颈椎病和腰椎病的发生。

5．下班途中

快走到车站后，进行旋转脚踝和髋关节的动作，使身体的疲劳得到一定程度的缓解。在车上，保持站立姿势，进行双脚交替站立练习，提高身体协调能力和稳定能力。

6．回到家中

吃过晚饭以后，进行20～30分钟的散步，最好在户外树木较多的地方，再次回到家后，进行3～5组的仰卧卷腹和俯卧撑练习，提高核心部位和上肢的力量。之后，不要再进食，但可以喝杯牛奶，提高睡眠质量。然后便可以准备睡觉了。

第三节　锻炼，可以随时随地进行

作为职场达人，可能会抱怨平时工作忙碌，根本没有时间健身，即便利用下班时间或周末去健身房，也是断断续续的，健身效果也不好。其实，健身并不需要你腾出额外时间，也不一定非得在健身房这样的固定场所才能进行。只要你有心，即便只有短短“2分钟”也是可以的。

比如打电话，写字、打字时，可以顺便做腿部锻炼；平时走路或上楼梯，可有意识地伸直臂、挺起胸、收紧臀部，保持胸部和腰部的曲线；工间休息时，可坐在椅子上做臀部锻炼，背挺直稍离开椅背，两臂后伸于椅背的上方，然后抬起放下手臂，这可以锻炼臂部又可扩展胸部；拾取掉在地上的东西时，不要弯腰，而是膝屈曲，蹲下身体，由此刺激脚脖和小腿肚处的肌肉；甚至如厕时做“叩齿运动”，洗脚时做“旋眼运动”，刷牙时做“提肛运动”等，都是极可取的健身方法。

即便每天的工作真的非常忙，同样也能进行健身，上班族要见缝插针，有许多运动是可以“随意”进行的，具体如下图所示：

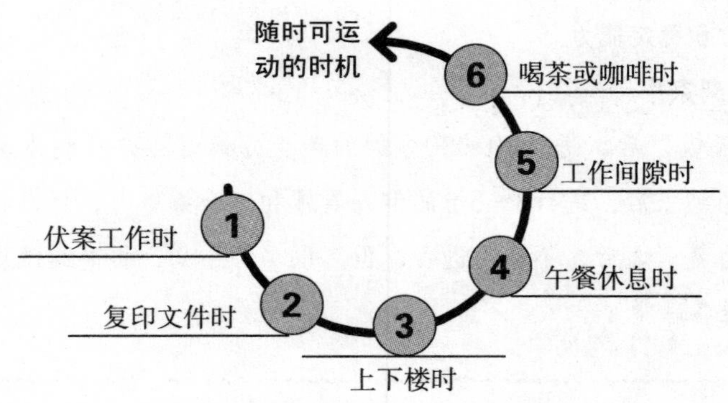

随时可运动的时机

间隙01：伏案工作时

办公室白领大部分的时间是坐在椅子上工作，因此让自己保持一个正确的坐姿是非常重要的。选择一把有靠背和扶手的椅子，工作时，要让自己的两前臂保持平行，膝盖与脚成90度。另外，你可以给背的下部垫上一个柔软的靠垫。

间隙02：复印文件时

复印文件时，你可在等候的过程中放松自己的脖子和肩膀肌肉，有节奏地转动自己的头部等，伸展自己的四肢。这些运动可以特别缓解颈椎疼痛。

间隙03：上下楼时

中强度的身体锻炼可以帮助人加强心脏功能。因此时间充裕的情况下，职场人要尽量少搭乘电梯，改走楼梯。但如果在一些比较封闭的写字楼，则不适合开展走楼梯运动。因为在空气不流通、相对污浊的地方，“走楼梯”容易造成心、脑缺氧，并且加重心脏的负担，对肾脏、肝脏也没有好处。

间隙04：午餐休息时

吃完午餐不要急于马上回到办公室工作。饭后一段短距离的散步不仅助消化，而且可以帮助自己放松身体各个部位以及心情；或者饭后再站立30分钟左右，则可以有效防止腹部脂肪的堆积。

间隙05：工作间隙时

工作间隙，你可以做做下蹲运动。双脚分离，距离为与两肩宽度相等，然后双手扶着椅子慢慢下蹲，起身站立。如此反复做10次，休息片刻后继续做10次，该运动可以帮助你增强大腿和背部肌肉强度，也能改善你下体的曲线。

间隙06：喝茶或咖啡时

工作一段时间后就起身去给自己冲杯茶或者咖啡。冲茶或者冲咖啡的时候你可以单腿轮流站立，最大限度地抬高一腿；或者双腿并拢站立，弯腰，让自己的双手掌触摸地面。

健康链接

上班健身两不误

如今在办公室上班的人们几乎是从一上班就做到下午下班，从早“坐”到晚。这无疑是对我们的身体健康很不利。其实我们可以在坐着的时候适当地做一些动作来活动我们僵直的身体，那么具体该如何做呢？

1．慢慢地向前点头

尽量使下颚靠近胸部，感觉背部的肌肉尽可能地伸展，然后缓缓仰头，直到喉部的肌肉紧绷。这套动作重复5次。

2．柔和而有力地向右转动头部

保持肩部不动。看身后的某个目标，保持5秒后转回。再向左转，保持5秒。这套动作重复5次。（注意：不要转动太快，以防损伤颈部肌肉或眩晕）。

3．手臂舒缓运动

将两手交叉按在肩部，缓缓地上下运动肘部，使手臂围绕肩关节旋转，每组做20次，连续做3组。这样可防止因过于劳累而引起的手臂酸麻。

4．收腹运动

将双膝分开等肩宽，腰背挺直在椅子上坐好，收缩腹肌，带动肩部向腰部弯曲，此时背部呈圆弧形。注意腹肌收紧时吸气，放松时呼气。这套共做3组，每组5次。

5．腿部放松运动

将背部舒适地靠在办公椅上，慢慢地伸直膝盖，抬起小腿，你会感觉大腿两侧的肌肉在用力，坚持做15次，会有很轻松的感觉。这套动作可以两腿交替做。

6. 脚的芭蕾练习

将两腿并齐，坐好，脚掌不要离开地面，尽量抬起脚后跟，就像跳芭蕾舞那样，使脚部有弹性地上下运动。这套动作的次数不限，只要你觉得舒服就好。这个练习有助于加快脚部的血液循环，缓解小腿肌肉紧张。

第四节　锻炼，需要选对方式

黄凯今年26岁，在公司每天都要应对许多琐碎事，基本没空去锻炼。上周末，难得有空的他约朋友一起去打了4个小时的网球，当时黄凯感觉还好，可第二天起床后竟感觉胸闷，并出现疼痛，同时唇部轻微发紫，于是被紧急送往医院救治。

医生经X线检查发现他是气胸发作，诱因可能是剧烈运动、用力咳嗽等。医生分析说，黄凯身材高瘦，体质相对较差，加上平时工作忙碌，比较劳累。突然锻炼使得肺部和脏层胸膜破裂，气体由肺经裂孔进入胸膜腔。

一些上班族平时不锻炼，一到周末就突击锻炼，身体一下子适应不了，容易发生不适。所以一次锻炼的时间不宜过长，强度不要过大。锻炼也要循序渐进，选适合自己的方式。

上班族每天不仅要应对繁杂的工作，而且有的时候还要加班。每天的时间都被排得满满的，很少有精力去锻炼身体，更没有时间去健身房。但是身体是革命的本钱，上班族也要充分锻炼，保护自己。那么比较适合上班族的锻炼方式有哪些呢？具体如下图所示：

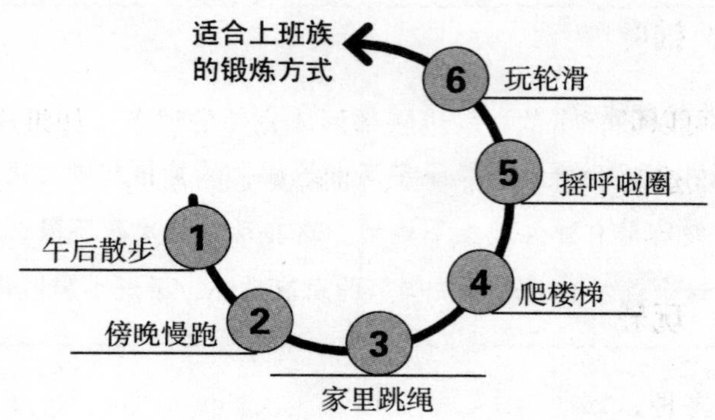

适合上班族的锻炼方式

方式01：午后散步

中午吃完午饭，绕着公司散步是不错的选择。当然如果你邀上几个公司的同事。边聊天边散步，也是一个很好的锻炼和放松的方法。

方式02：傍晚慢跑

下班后可以在小区附近慢跑，因为慢跑有助于腿部的塑形，而且锻炼全身，有效缓解腰背的疼痛，比较适合上班一族。

方式03：家里跳绳

跳绳可以锻炼到全身，增强心肺功能。而且跳绳还可以减肥，比较适合楼层低的朋友，如果担心楼下邻居找上门来，还是去外面跳。

方式04：爬楼梯

下班回家觉得自己累得精疲力竭了，哪里还想再动呢？为了你的健康，还得要坚持锻炼才行，所以不要选择坐电梯了，自己爬楼梯，锻炼腿部肌肉。

方式05：摇呼啦圈

摇呼啦圈可以锻炼腰部，促进腰部形成完美的线条。如果你的腰部脂肪堆积比较多，那么建议你经常摇呼啦圈，以减少腰部脂肪。

方式06：玩轮滑

轮滑分好多种，其中速滑的感觉还是比较好的。那么你可以选择晚上的时间自己去“刷街”，一扫白天的困扰，自由享受轮滑锻炼的乐趣。

健康链接

适合上班族的健身方式

作为职场达人，快节奏的工作也许会令你无暇顾及已经开始走形的身体，借助于衣服的掩饰，你往往可将自身缺点瞒天过海。不过，如果你属健康问题，哪怕你一掷千金买最贵的化妆品、护肤品、服饰都难以掩饰。为此，你不妨在日常生活中，见缝插针挤出点时间，试试下面的“健身小秘方”。

原地跑：在室内或过道挑选一块约1平方米的空地，坚持每天原地跑15分钟。

上楼梯：每周上下楼梯三至四次，每次连续15分钟，不但能消耗热量，还可以强健小腿、大腿和股部肌肉。

步行：饭后45分钟左右，以每小时4.8千米的速度步行，热量消耗很快，若在饭后2～3小时再步行一次，效果更佳。

瑜珈：每周3至4次，不仅可强健肌肉，增加韧性及灵活性，还可保持体态苗条。

跳舞：轻歌曼舞，每周3～4次，也是减肥方法之一。

跳绳：只要有足够的空间，跳绳可随时随地进行，可融减肥于游戏中。

晨操：晨起后，做约20分钟的徒手操，既可振奋精神地迎接一天的挑战，又可保持青春体态。

第五节 锻炼，摆脱亚健康

职场达人平均每天要待在办公室8个小时，每天常坐不动很容易让亚健康找上你，很多人都会抱怨，每天工作那么累，哪还有什么时间去运动健身呢？不要烦恼，其实在办公室也可以做微运动，每天稍微动动身体，就可让你摆脱亚健康，下图所示的运动方法就是适合在办公室做的微运动。

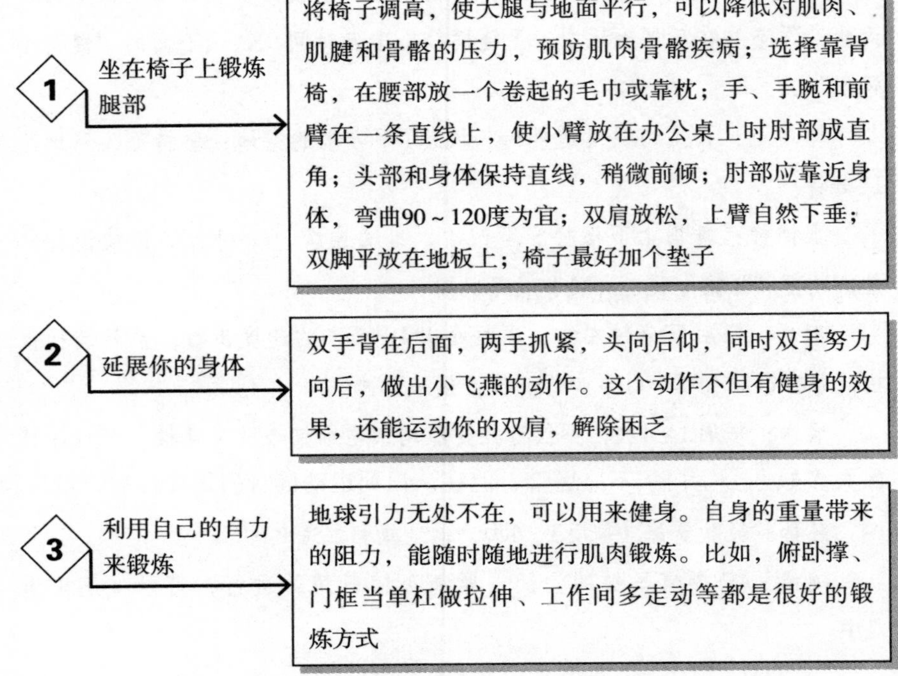

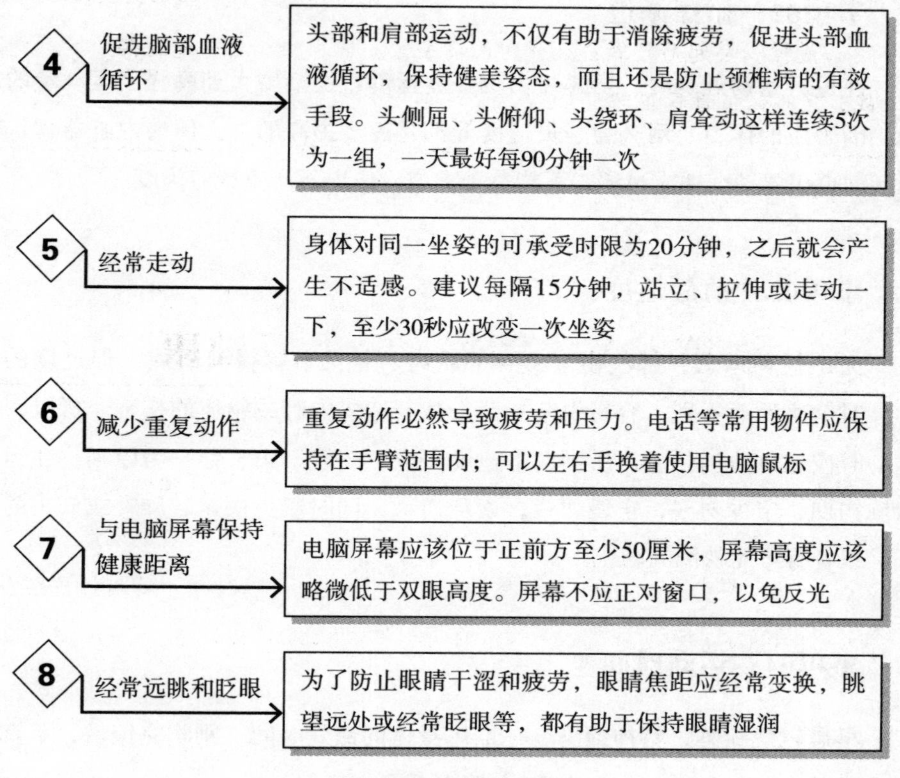

适合办公室的微运动

上班一族的健康问题，大多由于缺乏运动引起，在健康生活方式的倡导下，越来越多上班族加入到健身的行列。然而，不恰当的运动只能给予你心理安慰，并不真正对身体有利。下面，介绍几个上班族的运动注意事项，使你在正确健身观的引导下锻炼出健康的身体。

事项01：持之以恒

大多数办公室白领不愿运动，但在认识到运动健身的重要性后，就应持之以恒，坚持到底；特别要克服“三天打鱼，两天晒网”的心理，这样才能收到良好的运动健身效果。

事项02：循序渐进

在进行运动健身时，要遵循由低强度运动量逐渐增大到高强度运动量的原则，因为人的体力、耐久力、灵巧度等都是逐步提高的。人体的内脏器官、功能活动也需要一个适应过程，不能急于求成，应以不产生疲劳为度。

事项03：动静适度

无论何种运动，都应使全身各部肌肉、骨关节等得到锻炼，但过度的运动，对健康反而不利，容易引起疲劳，甚至造成内脏或躯体的伤害。所以，在运动时应注意适当休息。所谓动静适度，应以“轻、柔、稳”为原则，在运动锻炼初期，宁少勿多，宁慢勿快，逐步递增，同时避免快速、旋转或低头的动作，或者有可能跌倒的动作。

事项04：运动时间

早晨空气新鲜，精神饱满，是锻炼身体的最好时间。刚吃完饭后，不宜马上进行运动，应休息1～2小时后，再开始锻炼。

事项05：准备工作

运动前，应做好准备活动，以防止突然剧烈活动造成的心慌、气促、晕倒等现象；运动后，应进行整理活动，使身体逐渐恢复到正常状态，以有利于全身脏器的调整，也可预防对身体不利的因素发生。

健康链接

上班族久坐的七大危害

1．办公室久座超过4小时毙命

连续坐4个小时后，身体就开始发出有害信号。调节体内的葡萄糖和

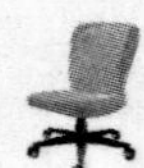

脂肪数量的基因开始关闭。对那些经常运动的人来说，长时间坐在办公桌前，对他们的健康也不利。

2．久坐损脑伤胃，让你吃不香睡不甜

久坐少动会造成消化功能减退，让你食欲不振、腹胀和便秘。久坐少动可使您免疫力下降，肌肉萎缩、力量减弱，骨质疏松、高血脂、高血压、肥胖，久坐少动还会导致大脑供血不足、精神疲倦、记忆差，长期久坐少动甚至可能导致早死……久坐少动，真可谓危害多多。

3．久坐最爱得妇科疾病

由于女性特殊的生理结构，女性私处长期都处在潮湿的环境中，如果再加上长期久坐就容易使盆腔充血，从而导致附件和宫颈血液循环不畅，也使得阴部透气不好，这样妇科疾病就随之而来了。

4．久坐最易长痔疮

由于长时间压迫静脉，影响血液循环，使盆腔内血流缓慢和腹内脏器充血，引起痔静脉过度充盈、曲张、隆起、静脉壁张力下降从而引起痔疮等肛肠疾病。

加上若运动不足，肠蠕动减慢，粪便下行迟缓或因习惯性便秘，从而压迫静脉，使局部充血和血液回流障碍，引起痔静脉内压升高，静脉壁抵抗力降低，就会导致痔疮发病率增高。

5．女性久坐不动易导致不孕

经常在办公室工作的女性久坐不动会导致“卵巢缺氧”，这是现代女性不孕症增多的一大原因。

祸根又出在久坐上，久坐使受上半身重压之下的下腹腔包括盆腔血液循环不畅，造成卵巢供血不足而缺氧，从而影响生育。真不能小看了“久坐”的危害！

6．久坐加速腰椎老化

因为坐着的时候，腰部承受的压力比站着的时候大4～5倍。长期保持这种姿势不变，身体的中轴线跟着变化进一步增加腰椎应力。

这种累积性损伤可以使椎间盘老化退变突出，椎间隙变窄，腰椎受压后整体缩短。严重时会压迫神经引起下肢麻痛不适等病症。

7. 久坐最爱得结肠癌

久坐办公室的人患结肠癌的风险明显高于经常运动的人和体力劳动者。

这是因为长期在办公桌前久坐的人肠道蠕动减弱减慢，粪便中的有害成分包括致癌物在结肠内滞留并刺激肠黏膜，再加上久坐者腹腔、盆腔、腰骶部血液循环不畅，可导致肠道免疫屏障功能下降，这些都增加了结肠癌的发病危险。

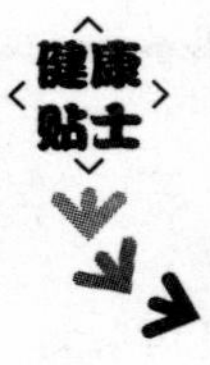

久坐的女性容易得病，所以女性在空余时间可以多多活动，促进血液的循环。久坐女性应多吃富含纤维的蔬菜，有利于胃肠蠕动。

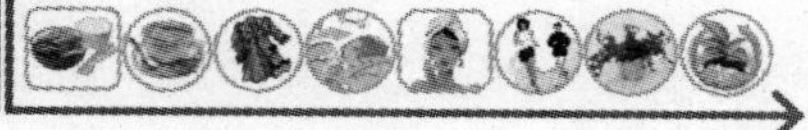

第七章

7 职场达人，造出健康环境

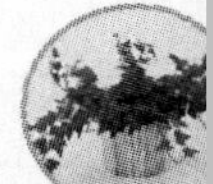

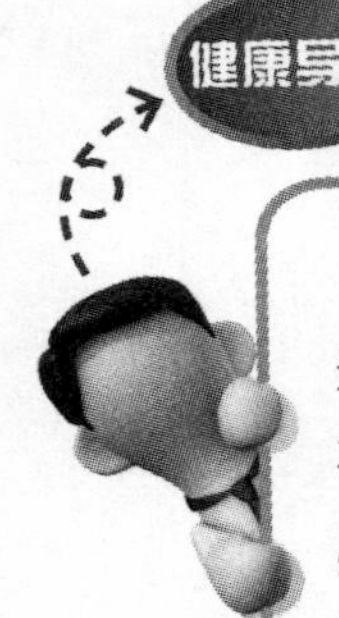

健康导读

“坐办公室”是曾经让很多人羡慕的职业，宽敞明亮的大开间，光洁的大理石地面，光线充足的落地窗，现代化的办公设备……风吹不到，雨淋不着。可对成天“泡”在里面的办公族来说，却可能处处是无形的健康陷阱。空气、化学、光电、细菌、情绪污染都很伤身体。

上班族一生有超过7万个小时在办公室中度过，办公室就像上班族们的“第二个家”。这个家是否健康，和每个人的个人健康以及所在单位的战斗力都有很大关系。

第一节　留意办公室健康“陷阱”

办公室对于上班族来说，不仅是工作场所，也是仅次于家庭的第二生活场所，然而在办公室中，却存在着大量不为人所注意的健康“陷阱”。

没有良好的通风系统；温度太冷或太热；办公空间过于狭小易产生压抑感；同事交流声音较大；手机、电话铃声很吵；超过一半人的座位离复印机、打印机、传真机等设备很近；办公室中没有任何绿色植物；桌椅不是很舒适等等，都是职场达人的健康威胁。据调查，办公室的健康“陷阱”主要来自下图所示的几个方面：

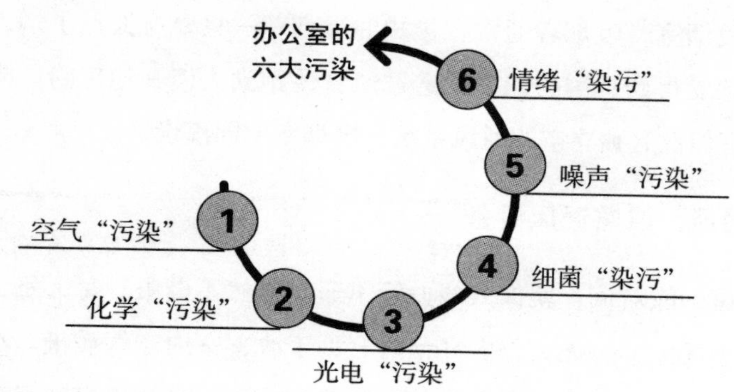

办公室的六大污染

陷阱01：空气“污染”

如果你在密闭不能开窗但有中央空调系统的写字楼内工作，经常感到头痛、疲倦甚至恶心，出现身体不适的症状，下班后这些症状又明显地减轻或消失，那你可能患了“病态写字楼综合征”。写字楼的密闭性造成室内二氧化碳增多，不能及时排出；不注意通风，细菌、复印机飘出的粉尘等漂浮在空气中，都有致病可能。在通风不好的情况下，冬季室内空气污染程度比室外严重数十倍。

那么我们如何改善办公室的环境，远离“写字楼综合症”呢？其方法如下图所示：

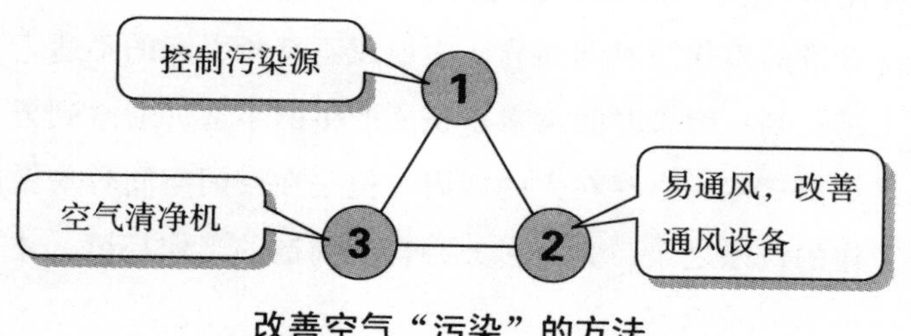

改善空气“污染”的方法

1．控制污染源

保持个人环境清洁，不囤积垃圾，除去不必要的污染源。

制定办公室禁烟守则，严格执行。美国许多大楼内部完全禁烟，吸烟者必须走出大楼到户外吸烟，大楼内部可完全杜绝二手烟危害。目前我国写字楼一般没有设置吸烟室，吸烟者通常在楼梯间吸烟——只要有人点了烟，同楼层的人员马上就感受得到，因为二手烟透过风管传跑到大楼其他房间。或是大楼内设置了吸烟室但没有独立空调通风系统，吸烟室形同虚设。

2. 易通风，改善通风设备

不能开窗不能对流，就像人的血管不通，当然不健康。每人每天吸入呼出的空气量比空气多，引进室外大气绝对有助于改善室内空气质量。在气候可允许状况下常开窗户，是改善通风最基本简单的方法。打开窗户2～3个小时，就能有效降低室内过敏原一半以上浓度。

还要注意提醒公司或者物业管理者，定期维持通风管道的清洁，定期更换滤网并请专业人员维修保养。室内尽量不做高隔间，天花板高度尽量高，办公家具尽量不要阻挡空气流通。若刚好坐在空调死角处，加装一个小风扇可以促进对流。

3. 空气清净机

可以在办公室内使用空气清净机、冷气机、除湿机来调控温湿度，但是要注意机器的维修、保养、清洁，定期更换滤网。使用时，室内最好摆放一盆水，避免过度干燥。室内温度最好介于25℃～28℃，24℃以下就会过于干燥；相对湿度维持在60%左右最舒适，若超过80%就容易滋生霉菌。

写字楼综合征的发作因时间而异，因通风不良所引起的不适，会在一进入办公室时马上感受到；因长时间毒素累积所产生的不适，通常到了下午症状特别明显。虽然细菌病毒一直存在人的四周，但是在密闭空间容易做怪，使人致病。在享受工作的快乐之余，大家多关心自己周遭的工作环境，才有利于确保身心健康。

陷阱02：化学“污染”

越高档的写字楼，化学污染隐患可能越多。有致癌性的苯、甲醛等物质主要来源于复合地板、办公家具所使用的板材、黏合剂、油漆等，它们释放比较慢，会在室内较长时间地存在。办公室中大量的电子产品，其塑料外壳也可能挥发对人体有害的化学物质。化学污染是可以“闻”出来的，但是如果办公室中有可以闻到的异味，污染物浓度肯定不小。

在办公室中，我们既要创造健康的“大环境”，也要创造健康的“微环境”，从而减少化学污染对我们造成的伤害。下图所示的方法很值得职场达人们采用。

1. 开窗通风，这是净化空气最好的方式。办公室应保证每天开窗换气不少于两次，每次不少于15分钟。还可以增加一些空气净化、加湿设备
2. 在保证工作效率的前提下，打印机、复印机、传真机数量越少越好。这些设备最好放在其他通风较好的地方，别放在办公桌上

3. 办公室不要堆放过多杂物，纸张最易沾染灰尘，不用的及时清理

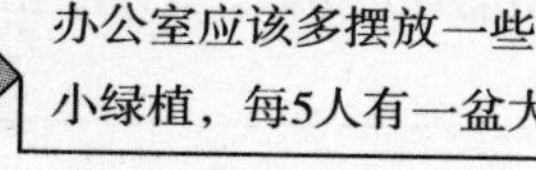

4. 办公室应该多摆放一些有净化效果的绿色植物，最好保证每人有一盆小绿植，每5人有一盆大叶植物
5. 在办公室把手机调成静音，说话、接电话尽量轻声细语，中午关灯、拉上窗帘休息20～30分钟

营造健康“大环境”的办法

而对于微环境，首先，桌面不要堆放无用的文件，每周至少进行一次打扫，对电话、键盘等进行消毒。其次，养成良好的办公习惯，每工作1小时休息5分钟，活动一下腰背，或者做做眼保健操。午休时不要趴在电脑前，这样可以远离辐射。最后，如果办公室确实干燥或有眩光等，可以添置一些小绿植、加湿器或显示屏防眩光罩等物品，一切以舒适、无损健康为前提。

陷阱03：光电“污染”

不少上班族都有这种感觉，办公室的灯整天开着，电脑屏幕整天亮着，工作一天下来，眼睛又累又干，皮肤也逐渐变得粗糙干燥。办公室并非越亮越好，无处不在的“光污染”能引起上班族各种“小毛病”。

由于办公需求，办公室里的光源比较多、比较亮，而且一开就是一天。

白色光线通过光滑的地板瓷砖、白色墙壁、白色办公桌面的反射，变得更加明亮、晃眼。现代化办公离不开电脑，有些上班族的电脑从早开到晚，屏幕一直亮着，再加上办公桌上白色纸张、镜子、光亮的杯子等物品的强烈反射，让上班族身处“光污染”的环境。在这种环境中办公，人会出现视力下降，眼睛干涩、疲劳，面部皮肤干燥、粗糙、敏感等症状。长此以往，“光污染”还会引起头晕目眩、失眠、心悸、神经衰弱等症状。

减少办公室“光污染”带来的伤害，可以从下图所示的几个方面着手：

1 白天在办公室工作时，尽量选择自然光，尤其是明亮的午后，不必非要打开办公室的全部灯光

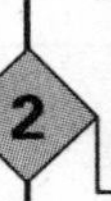

办公室的墙壁尽量不要安装玻璃。墙壁的颜色可以涂成淡绿、浅黄等轻柔的颜色，或是贴上浅色壁纸、挂上一些图画遮挡白墙

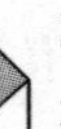

如果办公室的地面是瓷砖，可以多摆放几盆绿色植物，这样能够减少光线反射

调低电脑屏幕的亮度。把电脑屏幕的色调和各种菜单的窗口颜色调为豆绿色，能让眼睛在对着屏幕时感到舒适

在电脑前工作，要多眨眼，工作1～2个小时，最好让眼睛休息一下，尤其是不要长时间、近距离盯着电脑屏幕。长期在电脑前工作的上班族，也不适合戴隐形眼镜

最好不要在办公桌上摆放镜子、白色纸张等容易反光的物品，可以收到抽屉里，需要用时再拿出来

眼睛疲劳时，可以把双手搓热放在眼睛上热敷，或是用热毛巾轻敷眼睛四周，这样可以缓解眼睛的疲劳感

下班回家后，尽量不要再使用特别明亮的灯光，可选择暖色调的灯光，让眼睛和身体放松，进入休息状态

预防办公室光污染的方法

陷阱04：细菌“染污”

办公室地面、桌面、办公设备是灰尘堆积、细菌繁殖最密集的地方。办公

室里细菌密集的地方主要有四个，依次为电话、办公桌面、电脑键盘和鼠标。而会议室里面铺设的地毯，也是细菌的最佳藏身地。

作为职场达人，你是不是有在电脑前面边吃饭边工作的经历？是不是常常会发现有头发丝从键盘间隙冒出来？是不是有时不小心把咖啡洒到了鼠标上？这些都会让键盘、鼠标渐渐成为离我们最近的藏污纳垢之所。再加上那些不易发现的汗液、油污、唾沫星子、灰尘，如果我们的眼镜是显微镜的话，一定会发现鼠标、键盘简直就是垃圾桶。

而这些垃圾场散布出来的病菌有可能会导致皮肤病，尤其是和键盘、鼠标接触密切的手部皮肤；其次临床也发现这些细菌在我们抵抗力弱的时候很容易袭击我们的眼镜，造成红眼病；此外，这些病菌还可能导致肠胃不适、腹泻等。

有调查显示，电脑键盘由于很少清洗，每平方厘米微生物数量为510个，而厕所坐便器由于定期消毒，每平方厘米微生物数量不到8个，所以从某种意义上来说，电脑键盘比马桶还脏。为了你的健康，职场达人可采用下图所示的方法来清洁键盘。

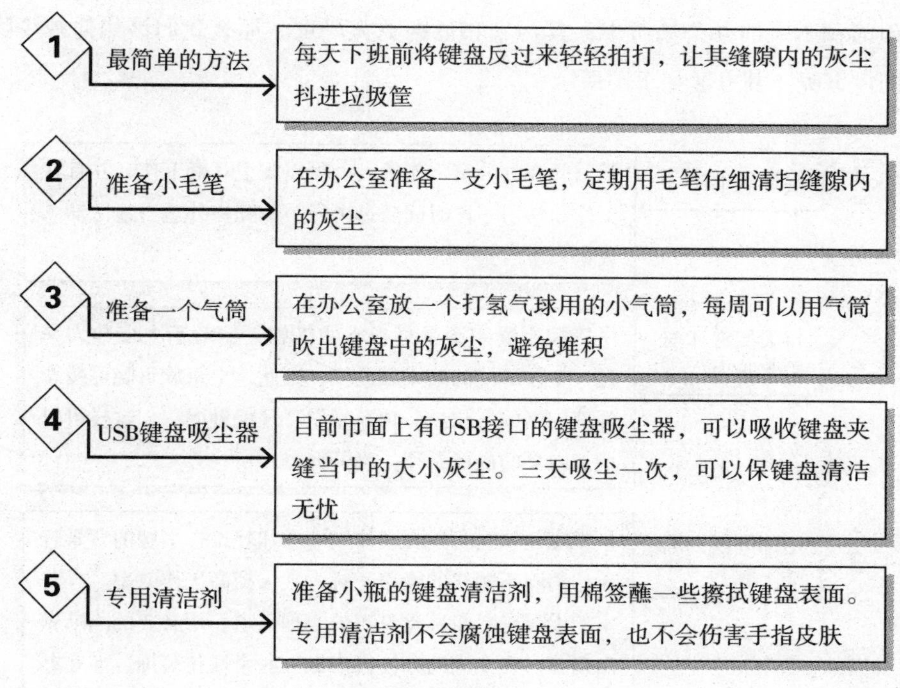

键盘的清洁方法

陷阱05：噪声“污染”

也许你的办公室里没有人在大呼小叫，办公室周围也没有什么重机械在来回转动，但是，这种表面的安静其实隐藏着低量噪声的环境，仍然可能给你构成情绪上的压力。这些噪声包括了冷气暖气的送风声、周围同事的说话声、电脑主机、影印机、传真机运转的嗡嗡声以及电话铃声等。

科学家曾做过实验，让一些人到有办公室噪声的地方工作。3个小时后，研究人员采集他们的尿液进行分析，结果发现，这些人的尿液里包含了较高水平的肾上腺素，而肾上腺素正是一个人在承受压力时分泌的一种荷尔蒙。

专家介绍说，长时间处于办公室的低噪声环境中，人们会出现慢性听力下降、情绪烦躁等问题。空调、电脑主机等的嗡嗡声及键盘声音量虽不大，但多种声音组合起来会对人体产生长时间、没有规律的刺激，使人的内耳处于兴奋状态，从而引发听觉疲劳以及神经和精神系统失衡，造成慢性听力下降、情绪异常、食欲减退、易疲乏等问题。

而且，这种低噪声给人体带来的伤害不亚于高频率噪声，尤其是在电脑较多但面积不大的办公场所中，其污染和危害更为严重。那么我们该如何减少噪声的危害呢？其方法如下图所示：

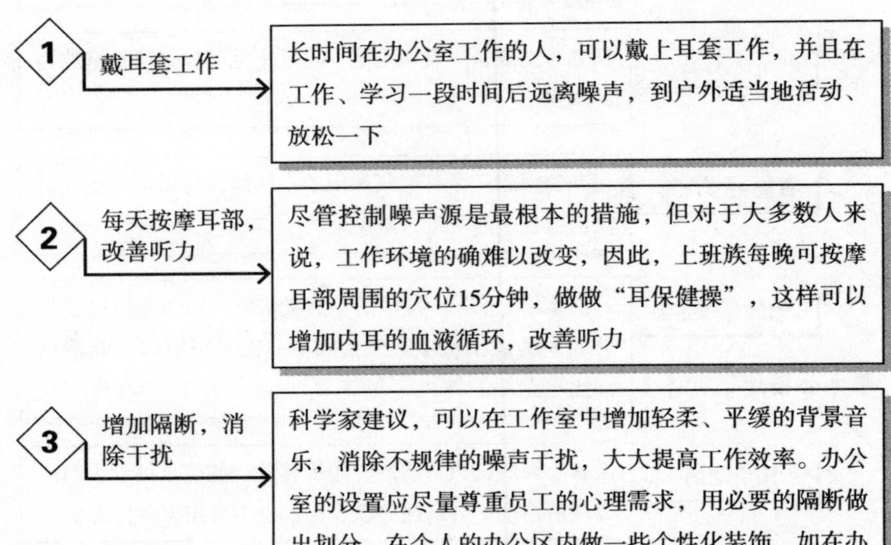

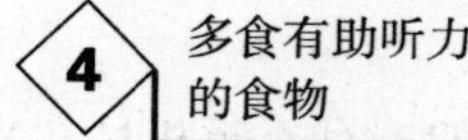

最好早上喝些核桃粥、芝麻粥、花生粥，这些食品对保护听力颇有裨益。多吃富含维生素B和维生素C的食物与优质蛋白缓解紧张情绪。有助减轻噪声伤害，提高人体的抗干扰能力

减少噪声危害的办法

陷阱06：情绪“染污”

现在的办公室越来越“大”，有时上百人同在一间大屋办公。虽然“大平面办公”能降低一些成本，但会损害员工健康、导致工作效率低下。大办公室往往更嘈杂、没有隐私，人的注意力容易分散，影响工作成效，还容易传播疾病。而有些办公室过于狭小、压抑、冰冷，也会对办公者的心态产生不良影响。

健康链接

上班族常犯的五大错误

多数人每天三分之一的时间都会在办公室中度过。除了床，办公室成了人们最“亲近”的场所。美国“高明”网站曾刊文指出，一些错误的办公方式会大大伤害上班族。

1．常开空调不开窗

世界卫生组织称，三成以上的建筑都被投诉过空气质量差。许多办公楼的设计都不利于通风，仅靠空调控制。然而，调查显示，多数空调，特别是中央空调，比室外空气要脏100倍，导致室内空气中细菌不断增多。如果办公楼地下有停车场，情况就会更糟，汽车尾气会伤害肺。此外，楼龄超过十年的建筑，往往潮湿阴暗，容易生长黑曲霉。它会引起咳嗽、丧失记忆，甚至不孕。科学家们及美国环境保护局称这些现象为“办公室综合征”。专家建议，如果办公室有这种霉，要及时擦洗，平时多开窗通风换气。

2．桌旁放打印机

美国环境保护局警告，打印机、复印机散发的臭氧，会导致胸痛、咳嗽、喉咙发炎等。激光打印机同样会散发臭氧，而且还会产生碳粉粉尘，进入肺部、血液，增加患癌症和心脏病的概率。所以最好单独隔出来一间通风好的打印间。

3．晴天开灯

如果你走进办公室，眼睛会不自觉多眨几下，就说明室内光线比外面的阳光还刺眼。过度照明会导致头痛、疲劳、焦虑等，闪烁的灯光还会诱发心脏病、打乱睡眠周期。一般情况下，如果天气晴朗，白天就不需要额外的照明。

4．无所事事

如果你工作轻松，会心情舒畅、心率平稳，但当遇到无法完成的工作时，患心脏病的风险就会增加。工作时心率需要一些变化，隔几个小时，应该给自己鼓鼓劲。

5．久坐不动

错误的姿势可能会导致背疼、头痛，心脏病、癌症发病率升高。每隔1小时站起身运动一下，不但可以舒展筋骨，肌肉也会产生各种物质，帮助代谢脂肪和胆固醇。

第二节　杜绝办公室健康隐患

上班族总是待在办公室，日晒机会少，容易产生头晕、腰酸背痛等症状。上班族长期使用电脑，容易造成视觉疲劳，导致弱视、近视等。上班族经常伏案工作，没有足够的运动量，容易发生慢性疲劳、颈椎病、关节疼痛……上班族由于自身的工作特点，导致身体欠佳，易患“职业病”。

如果有人问，你的办公室工作环境符合健康安全标准吗？你也许会觉得这个问题太多余——现在的办公室都是窗明几净、四季如春，在这样的环境里办公难道还不够舒适和满足？但是，办公室却存在着很多的健康隐患，一旦它们发威，你就会叫苦不迭了。下图所示的地方是办公室的健康隐患：

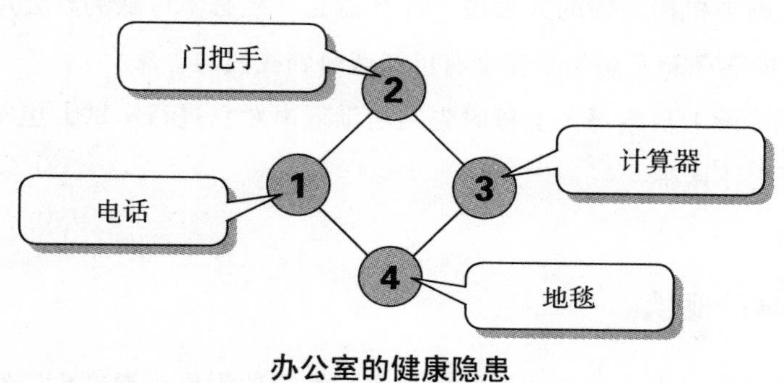

办公室的健康隐患

隐患01：电话

办公室里，每个人几乎都有属于自己的电话，但其他人也会临时借用。

打电话的时候，每个人的口水都会经由嘴巴喷射到电话话筒上；拨号键会被无数只手触摸过；接打时都把听筒贴在自己的耳朵上。这样一来，电话机就成了一个潜在的细菌炸弹。

因此，我们每天早上工作之前，先用干净的软布擦拭一遍电话机的机身和话筒。还要每隔一个月，用消毒棉清洗整个电话机。

隐患02：门把手

每天出入公司大门的同事、客户、物业人员、推销员、快递、送餐的……他们的上百双手接触的那个门把手同样也是你每天必须接触的。在这个使用频率颇高的门把手上，就会沾染着很多种来自不同地方的细菌，成为传播细菌的罪魁祸首。

因此，进出大门后请记得洗手，或者用消毒纸巾擦拭自己的双手。如果有

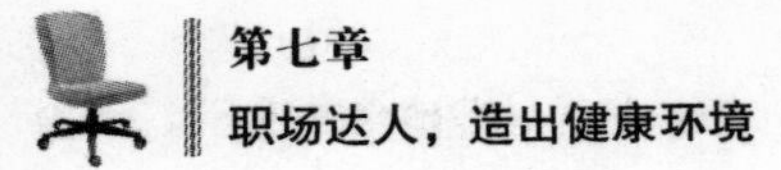

条件的话，请让公司的卫生清洁人员至少2小时对大门和其他出入门的把手进行清洁消毒。

隐患03：计算器

对于在财务机构工作的人来说，计算器是一种必不可缺的办公用具，而这些计算器上的病菌超乎想象，完全有可能威胁到我们的生命。

所以，提醒上班族每天上班时先用消毒纸巾对它进行擦拭，也不要一边吃东西一边使用计算器。

隐患04：地毯

薄薄的地毯，也是藏污纳垢的好地方。地毯的温度和湿度更适宜细菌快速繁殖生长，危害到办公室人群的健康。应当至少1个月请专门的地毯清洁人员对地毯进行一次整体清洗，3个月进行一次深层清洗。如果平时有打翻食物或者饮料在地毯上等现象，也应该立即对此处进行局部清洗。一些可以吸螨虫的强力吸尘器能对地毯进行有效的日常清洁。

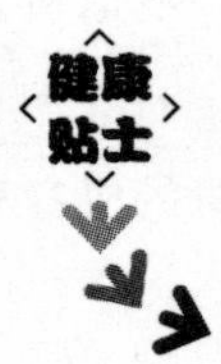

尽量不要在电脑桌前吃食物，这是避免键盘滋生细菌最直接的办法。此外，定期擦拭你的键盘也是必不可少的。

健康链接

办公桌当饭桌不可取

一项最新的调查显示，大多数上班族的办公桌卫生状况欠佳，有研究人员甚至提出如果在自己办公桌上吃饭，还不如到洗手间吃饭。因为从卫生情况来说，洗手间要比办公桌干净得多。

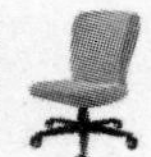

为什么这样说呢？办公桌虽然看起来并不脏，但实际上这里却聚集着大量的细菌。一张普通的办公桌上的细菌个数就比洗手间里的细菌平均多400倍以上。

办公桌上的细菌之所以会那么多，原因之一是员工工作任务过重，为完成工作赶进度不得不叫外卖，在办公桌上凑合着解决午饭，给细菌繁殖创造了条件。另一个原因是现在的白领多数没有打扫卫生收拾东西的习惯，他们只有在自己的办公桌看起来很脏的情况下才会做适当的清理。

通常情况下，这些细菌还不至于带来太大的麻烦，但是如果人的体质稍弱，抵抗力较差，就容易受到细菌感染，引发疾病。比如办公室的人经常一边操作电脑，一边吃东西，很容易将沾染的细菌吃到肚子里，引起腹泻等一些消化道疾病。另外，有的人常用手揉眼睛，容易让眼部受到感染，引起红眼病等。还有，一旦有传染病毒出现，它们就成了最好的传播媒介，病毒会很容易在办公室内相互传开，大部分人都免不了要受感染。

第三节　当心办公室健康“杀手”

在办公室中，除了精神上的工作压力会影响健康之外，其实每天在办公室所做的、接触的许多事物，潜藏着许多危险因子，正在逐步的在侵蚀你的健康，它们可能远远超乎你的想像。饮水机、电脑、打印机等，办公室中的“危险品”无处不在。它们会对你的身体产生实质性的影响，就如同长期的精神紧张也会威胁你的健康一样。

危险01：饮水机“害人”于无形

在办公室里，你都喝什么样的水？毫无疑问，对于大部分上班族来说，我们喝得最多的就是通过饮水机加热的水。可是，一些人并不知道，在饮水机中，水的加热是通过内置的热胆来完成的，正是这种内胆，让饮水机危害凸显。饮水机会给人带来如下图所示的危害：

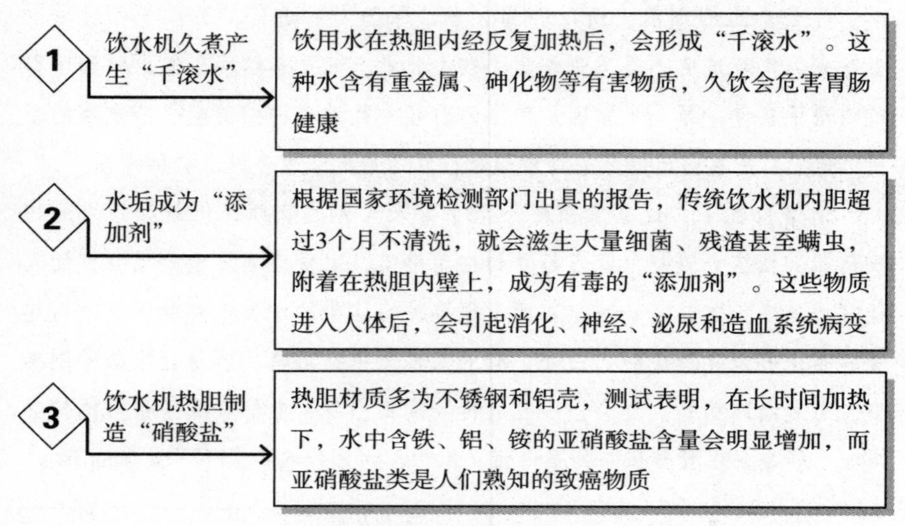

饮水机加热水的危害

通常人们认为，纯净水很干净，其实不然。饮水机里灰尘沉积多了，细菌就会大量繁殖，而饮水机的加热温度只有90℃左右，不足以杀灭全部细菌。因此，饮水机每隔3个月或者饮用20桶水左右就应消毒一次。

清洁饮水机最好是用饮水机专用的除垢剂，一次用10克，直接倒到容器里头，化开以后，均匀地倒在饮水机里，通电加热，反复加热，反复冲洗，一个小时以后要从饮水机背后排出，饮水机背后有个排水孔，将它打开，让余水从里面流出来。这之后再一直用清水冲洗，最好冲洗三遍，然后最好再让它加热，加热以后再冲洗，能把里面所有的残留杂质全部排出去，这样清洗得比较干净，对身体也比较好。

水设备肯定不是一劳永逸的，买回来要定期清洁，不然比自来水还不如。桶装水搭配饮水机使用时，最好对饮水机每3个月清洗一次，每6个月拆开、用消毒液清洗一次。这样方可保证桶装水的使用安全。3个月只是一般周期，如果公司员工多，饮水量大，自然清洗的周期就要变短。

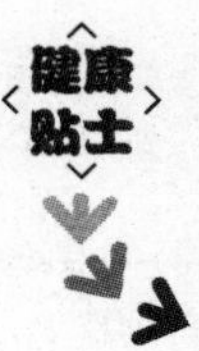

> 通过排水口清除机内余水时要拔下电源，以确保安全，另外，在接水的时候，不要让水杯碰到出水口，以防细菌污染。

危险02：警惕“复印机综合征”

在现代办公室里，复印机已经成了我们工作中不可缺少的工具，但是，却很少有人知道复印机对人体健康的影响。

由于复印机的静电作用，使空气中产生一定数量的臭氧，经氧化作用生成氮氧化物。这种物质可损伤细胞生物膜，对眼睛、口腔、呼吸道黏膜有明显的刺激作用，使人产生头痛、头晕、眼与鼻咽部发生干燥等症状，这种症状就是“复印机综合征”。

复印机的另一种有害物质是机内黑色显影粉的污染。这是一种多环芳烃和硝基苯（能致癌）的物质，在更换或添加显影粉时，其浓度大大超过安全界限。

为减轻复印机带来的污染，我们要从下图所示的几个方面做好预防。

1 复印机要避免日光直射

2 必须将复印机安置在通风条件较好的房间，并安装排气扇，保持空气流通

3 操作人员要有自我防范意识，若通风条件差，每操作20～25分钟后，到室外休息一会儿再继续工作

4 在更换和添加显影粉和清除墨粉时，要小心操作，切勿使墨粉扩散

5 操作人员应该自觉佩戴卫生防尘口罩，这是最简单，也是最高效的预防方法

6 每次工作完毕要认真洗漱，平时服用维生素E，保护机体不受损

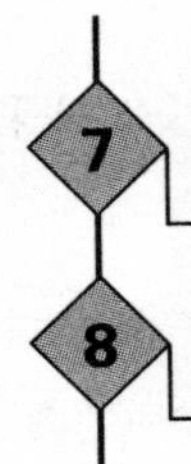

7 患有支气管炎者和孕妇不宜从事复印机工作

8 操作人员至少每年做一次肺部X光透视检查。连续操作时，最好采用多人轮换制

预防复印机综合征的方法

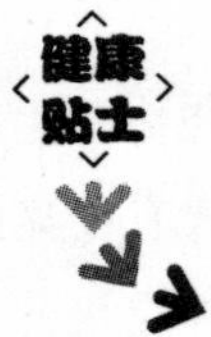

早上来到办公室，头一件事应该是先打开门窗通风。要定期检查空调器的进风口和过滤装置，每2小时通风5分钟以上，让新鲜空气进入室内。

危险03：打印机暗藏“杀机”

对于上班族来说，打印机是再熟悉不过的办公用品，打印资料、文案、报表等都离不开它。但是“知人知面不知心”，不可或缺的打印机却暗藏“杀机”。因为很多单位为了降低办公成本，使用了非原装耗材甚至是劣质耗材，这样一来，打印机不仅会对人体健康造成危害，而且严重者还会致癌。

在一家打印店工作的黄小姐最近睡眠质量不好，经常容易感到疲劳。去医院检查后才得知，自己体质变弱是因为长期在打印机旁工作，呼吸道吸入了打印机的碳粉，对胸肺功能造成了损害。医生建议她尽量远离打印机，尤其不能接触劣质打印耗材。

原装碳粉多为颜料碳粉，安全无毒，而非原装碳粉常用染料碳粉替代颜料碳粉，生产成本很低，售价低廉，但是这类碳粉往往含有有毒成分。与原装耗材相比，由于受设备、原材料、制作工艺等因素的制约，非原装耗材甚至劣质耗材中的碳粉熔点一般比较高，碳粉颗粒粗大且不均匀，在打印时容易溢出有毒的苯乙烯气体，长时间在此类碳粉打印机的环境下工作，致癌率会上升10%

以上。

那么对于职场达人来说，如何才能避免打印机对身体的危害？你可采用下图所示的五个方法。

1 喷墨打印机最好采用原装的颜料墨水，或环保型墨水，不用劣质的染料墨水

2 不要随便拆机盖，打印机盖对辐射有遮挡作用，打印时不要将外盖拆了再打印，也不要用手触摸高温高压部分

3 打印室应该独立，并且多开窗，空气对流有助减少废气、尘粒污染

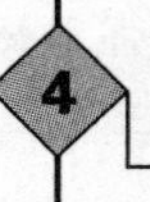

4 打印机释放的微粒体积微小，人的肺无法直接过滤的，其害处与吸入香烟旗鼓相当，所以选用口罩不失为明智之举

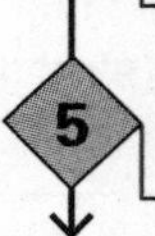

5 刚打印好纸张，别立即用手触摸，因为碳粉里含苯乙烯，经皮肤或口鼻进入体内，对胎儿有致畸作用，还可能诱发新生儿患白血病

避免打印机对身体危害的方法

危险04：电脑也会“谋杀”双眸神采

作为一名公司文员，凯丽天天8小时的工作时间都在电脑前度过。“时常感到眼睛干涩，眨眼的次数也比别人多，长期下去眼睛暗淡无神，是否可以找到什么调试方法……”凯丽在微信朋友圈里表达了她的无奈。

据了解，电脑干眼症是众多长时间在电脑前工作的办公族碰到的共同问题。

长期使用电脑的人普遍患有干眼症，即轻易眼干、眼红和倦怠。这与使用电脑时眨眼次数不足有密切的关系。当人们注视荧光屏时，眼睛的眨眼次数会在无形中减少，从而减少了眼内润滑剂和泪液的分泌，同时眼球长时间暴露在空气中，使水分蒸发过快，造成眼睛干涩不适，长期如此就轻易造成干眼症，严重的甚至会损伤角膜。

另外，电脑荧光屏由小荧光点组成，眼睛必须不断地调整焦距，以保证视物清楚，时间过长，眼肌会过于疲惫。电脑荧光屏的电磁波、紫外线、放射线、刺眼的颜色和红外线等也会刺激眼睛，引起眼睛干涩、疲惫、重影、视力模糊甚至头颈疼痛等毛病。

为了防止电脑操作者患上干眼症等职业病，要注重合理膳食。早餐应吃好，营养充分，以保证旺盛的精力，并有足够的热量。中餐应多吃含蛋白质高的食物，如瘦猪肉、牛肉、羊肉、鸡鸭、动物内脏、各种鱼、豆类等。晚餐宜清淡，多吃含维生素高的食物，如各种新鲜蔬菜，饭后吃点新鲜水果。同时，选用含磷脂高的食物以利健脑，例如蛋黄、鱼、虾、核桃、花生等。还要有意识多选用保护眼睛的食物，如日常健眼的食物有各种动物的肝脏、牛奶、羊奶、奶油、小米、核桃、胡萝卜、青菜、菠菜、大白菜、番茄、黄花菜、空心菜、枸杞及各种新鲜水果。只要注重膳食结构和劳逸结合，就能增强身体的反抗力，防止有关疾病发生。

同时我们在日常生活中做到下图所示的几点，也可以预防干眼症的发生。

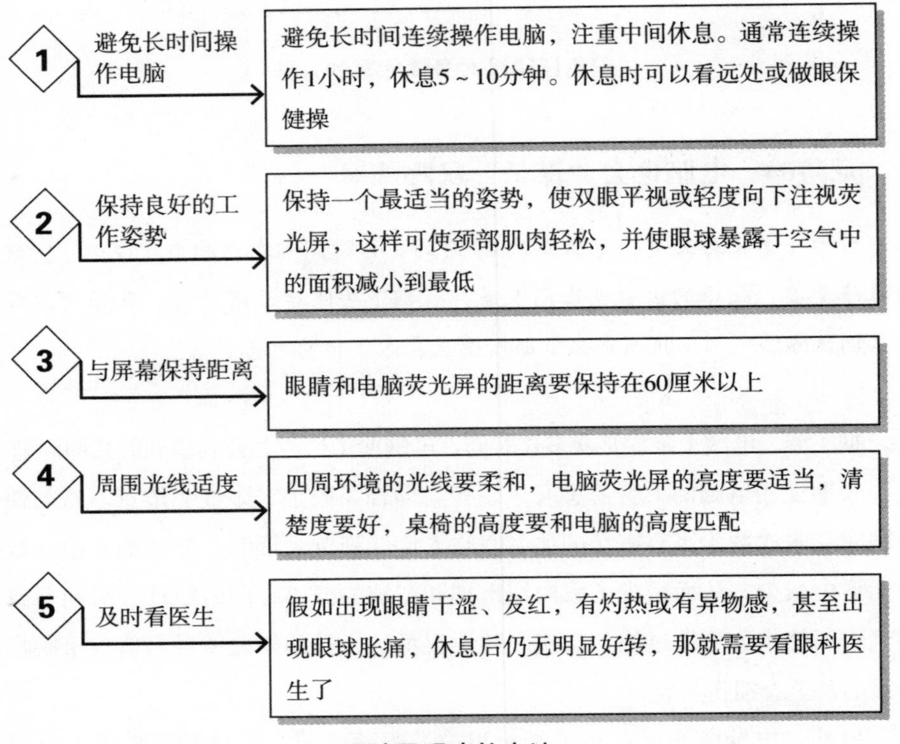

预防干眼症的方法

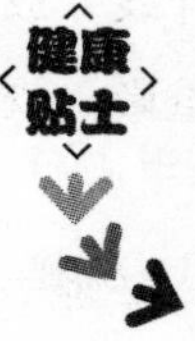

长期盯着电脑屏幕还容易产生一张表情淡漠的“屏幕脸”，容易产生人格障碍与性格异常。因此电脑操作员应该每隔1小时就站起来休息5分钟。

健康链接

每天面对电脑，如何保证身体健康

如果你每天都离不开电脑，就应该遵守以下七大注意事项，以免影响身体健康。

1．养成良好的卫生习惯

经常使用电脑的人，最好不要一边使用电脑一边吃东西，更不要在电脑桌旁吃饭。因为这些不良的生活习惯很容易引起消化不良反应或胃炎。无论是自用的还是公用的电脑键盘，都会大量的细菌存在，使用过后最好认真仔细地清洗双手，以免被电脑键盘上面的细菌传染而影响身体健康。

2．及时清洁皮肤

电脑显示器表面存在着大量的静电，使集聚的灰尘污染到裸露的皮肤上，容易引发斑疹、色素沉着，甚至会诱发皮肤病变。因此，每次使用完电脑后，要养成用完电脑洗脸的好习惯，把脸部和手部及裸露在外的皮肤清洁干净。

3．适当补充营养

经常使用电脑的人，视网膜上的视紫红质就会被消耗掉，这种视紫红质成分主要是由维生素A合成的。那么，经常看电脑吃什么好呢？经常使用电脑的人应该多食用胡萝卜、白菜、豆芽、豆腐、红枣、橘子、牛奶、鸡蛋、动物肝脏、瘦肉等食物，以补充维生素A和蛋白质的缺失。用电脑时多饮用茶水，因为茶叶中的茶多酚等活性物质有抵抗放射性物质的功效。

4．办公室正确的坐姿很重要

使用电脑时只有坐姿正确才能舒适健康。最好将电脑显示器中心位置安装在与使用者胸部同一平行线上，与电脑的距离最好保持在40～50厘米，选择能调节的椅子最佳。使用电脑一段时间，最好起身活动活动，经常眨眨眼睛，这样能起到调节和改善视力的功效。

5．讲究工作环境

电脑工作室的光线最好要适宜，不能过亮或过暗。一定要保持室内的清洁，定期清除室内的粉尘及微生物，经常对电脑空气过滤器进行消毒处理，合理调节风量。

6．注意劳逸结合

上班族如何预防颈椎病和腰椎病呢？通常情况下，经常使用电脑的人，如果连续使用1个小时左右的电脑，最好休息5分钟，多活动活动头部或腰部，以免颈椎腰椎受损。

7．保护视力

长期使用电脑的人，眼睛疼怎么办？健康专家告诉我们，要想保护好视力，除了适当的休息外，还要注意补充富含维生素A的食物，利用休息的时候目视前方，经常做眼保健操，保证充足的睡眠。

第四节 小心“空调病”爱你没商量

炎热的夏季，空调给人们带来了阵阵清凉，同时也带来了让人困扰的空调病。有人说自己有“空调病”，其实是误解了这个“病”。实际上“空调病”并不是指自己对空调吃不消，会让身体产生病状反应，而是指过长时间吹空调造成的身体机能衰退。

空调病的主要症状因各人的适应能力不同而有差异。一般表现为畏冷不适、疲乏无力、四肢肌肉关节酸痛、头痛、腰痛，严重的还可引起口眼歪斜。世界卫生组织将这些症状称为“不良建筑物综合征”，并将其与高血压、血脂异常、糖尿病及肥胖等共同列入人类健康10大杀手黑名单。

下面是空调最爱攻击三大部位。

部位01：呼吸道弱不禁风

呼吸道在空调下是最脆弱的，冷气一旦攻破了呼吸道的脆弱“防线”，轻则出现咳嗽、打喷嚏、流涕等感冒的症状即上呼吸道疾病，空调引起较严重的下呼吸道疾病，是肺炎。

尤其是在中央空调下工作、学习，中央空调很适合军团菌传播，潜伏期是2～12天，如果不及时治疗就会持续发烧、干咳、打寒战，严重的还会因为呼吸衰竭而死亡。

另外，屋子里虽凉，但是湿度却太低，这对人们眼、鼻的黏膜都不利。同时，屋里的尘埃、尘螨流通不出去，有过敏体质的人还很容易出现过敏反应。

部位02：大脑又短路了

我们常听到经常坐在空调屋里的人说“我觉得头晕目眩、眼冒金星，还爱忘事”之类的话，其实这就是由空调病引起的常见大脑神经失衡反应。

空调除了致人感冒，对大脑伤害也相当严重。空气里含有的负离子能抑制人的中枢神经系统，缓解大脑疲劳。空调却过多地吸附了负离子，让屋子里的正离子越来越多，正负离子失调也让人们的大脑神经系统跟着紊乱失衡。

如果说室内空调只是让你头晕、恶心的话，那么车内空调对司机的大脑神经伤害则平添了几分危险。很多习惯开冷气的司机，有时候会莫名地感到疲倦、头疼，出现不同程度的手脚麻木等症状，夏天本来又容易犯困，脑子不听使唤、浑身难受，很容易出交通事故。

部位03：关节、肠胃受凉就要罢工

年轻人往往不太注意空调引起的关节疼痛，但长吹空调却会有这样那样的毛病。夏天室外气温高，人们普遍穿得少，室内空调冷气吹得厉害，这样的低温会刺激血管急剧收缩，导致关节受损、受冷、疼痛，像脖子和后背僵硬、腰和四肢疼痛、手脚冰凉麻木等。

另外，屋里太“冷”容易导致胃肠运动减弱，加上夏天贪凉，常吃冷饮，肠道内外都被“冷”控制着，很多人又拉又吐就不足为怪了。

年轻女性最容易出现月经失调。很多白领女性整天处于低温空调下，同时又要穿短衣短裙，本来体质就相对较弱，手脚散热很快，造成血管舒缩失调。这样的寒冷刺激很可能影响卵巢功能，使排卵发生障碍，出现月经失调或肚子疼得厉害。

了解了空调病的致病原因及危害，遵循下图所示的几个方法可以让你远离空调病。

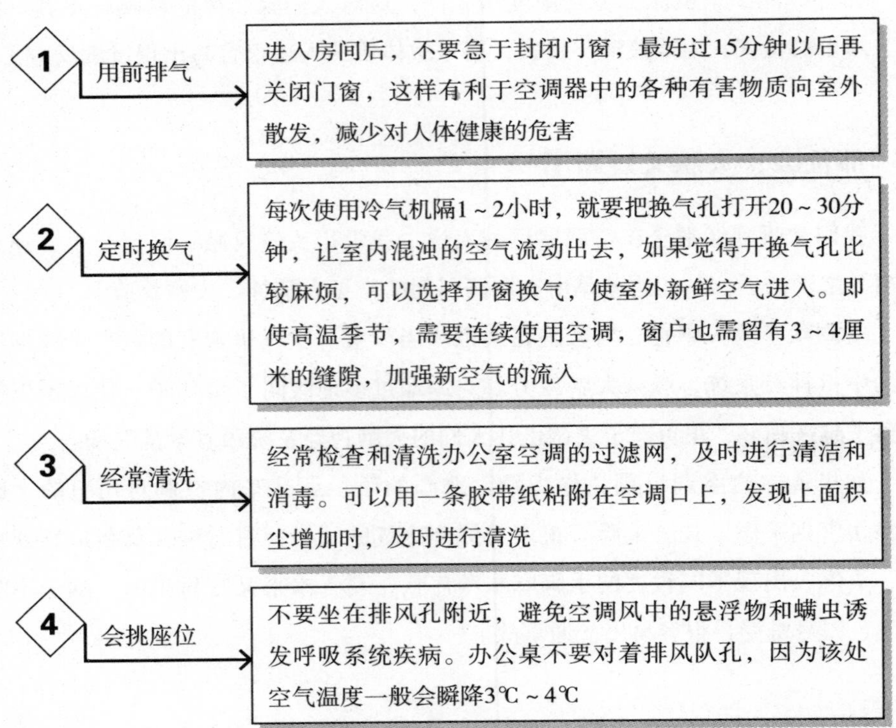

5 不要直接吹冷风 → 不要让通风口的冷风直接吹在身上，大汗淋漓时最好不要直接吹冷风，这样降温太快，很容易发病

6 多活动多外出 → 长期在空调房间里生活的人，应定时到户外活动，接触阳光，呼吸新鲜空气，并多做运动，多喝开水，加速体内新陈代谢

7 禁止在室内抽烟 → 不要在房间吸烟和使用刺激性的空气清新剂和刺激性香水，复印机等容易造成污染的办公器具应该封闭使用，并且安装通风净化装置

8 合理调节室内温度 → 室内温度过低，不但对健康不利，而且造成能源的浪费。因此应该注意调整温差，室内外温差一般不超过5℃为宜。注意衣着，应达到空调环境中的保暖要求

9 保持皮肤的清洁卫生 → 由于经常出入空调环境、冷热突变，皮肤附着的细菌容易在汗腺或皮脂腺内阻塞，引起感染化脓，故应常常洗澡，以保持皮肤清洁

预防空调病的方法

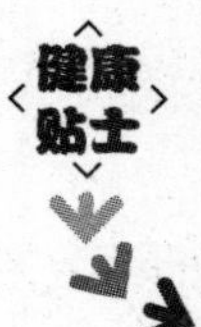

凡在空调室内装有复印机、打印机等设备，专门从事这类职业的人，工作时应打开窗户或加装排风扇，以保证室内空气流通。

健康链接

职场佳人，你的性感空调不懂

长时间在空调房的环境中，反反复复受凉，极易造成颈肩部、肌肉纤维受损。尤其是夏天女性一般穿得较少，质地也比较单薄，如果办公室内空调温度很低，身体相对较弱的女性长时间呆在办公室内很容易受凉，特

别是穿裙装和吊带等服装的女性更是会感觉腰肩酸痛，浑身不舒服。

其实，空调病也是一种内分泌综合征，如果不注意，长此以往很容易引发很多不适，比如长期的过冷刺激，可能会影响女性的卵巢功能，造成月经失调、痛经等，影响正常的生活。

常穿露肩、露背装的爱美女性，久待空调室，容易诱发肩周炎，进而导致颈椎发生退行性改变。最好在空调室内备一件高领衣服，保护脖颈不受风寒，并尽量避免同时使用空调和风扇。

所以，办公室空调环境中的女性朋友应注意以下几个要点：

（1）避免短衣短裙，可备件厚点的衣服在身边。

（2）避免空调长时间直吹身体某部位。

（3）工作间歇适当休息活动身体。

（4）避免冷饮，尽量喝温水。

（5）平时锻炼，增强体质。

（6）温水洗浴，驱寒减压。

一旦患上空调病，可以服用藿香正气水治疗。此外，也可以用食疗的方法进行治疗。

第五节　打造绿色办公室

办公室里人员通常较多，空气较为混浊；各种办公器械（如电脑、打印机）在使用时会产生的各种辐射，影响周围环境；办公室装修材料中的苯、甲醛等有害化学气体大量聚集等。在这种环境中，办公人群长时间逗留都会出现头痛、恶心、气喘气促、鼻咽部不适、情绪不良等“办公楼综合征”。

如果在办公室里放上几盆绿色植物，不仅能改善空气质量、调节室内湿度，还能缓解我们工作中的紧张情绪，使心情放松。

绿色01：能吸收有毒化学物质的植物

芦荟、吊兰、虎尾兰、一叶兰、龟背竹是天然的清道夫，可以清除空气中的有害物质。

常青藤、铁树、菊花、金橘、石榴、半支莲、月季花、山茶、米兰、雏菊、腊梅、万寿菊等能有效地清除二氧化硫、氯、乙醚、乙烯、一氧化碳、过氧化氮等有害物。

兰花、桂花、腊梅、花叶芋、红背桂等是天然的除尘器，其纤毛能截留并吸滞空气中的飘浮微粒及烟尘。

绿色02：能杀病菌的植物

玫瑰、桂花、紫罗兰、茉莉、柠檬、蔷薇、石竹、铃兰、紫薇等芳香花卉产生的挥发性油类具有显著的杀菌作用。

紫薇、茉莉、柠檬等植物，5分钟内就可以杀死白喉菌和痢疾菌等原生菌。蔷薇、石竹、铃兰、紫罗兰、玫瑰、桂花等植物散发的香味对结核杆菌、肺炎球菌、葡萄球菌的生长繁殖具有明显的抑制作用。

绿色03：办公室植物的护理

对于如仙客来等球根花卉，应保持适宜的盆土湿度，勿过干或过湿。夏季应停止施肥，将花卉置于凉爽通风处，以度过休眠期。对于盆景类植物，夏日要遮阳，采取散射光照养护。每天要喷水保湿降温，夏季盆景生长迅速，要勤摘心，疏去过密的枝条，以保持圆满的冠头和优美的形姿。

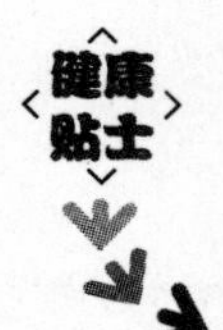

办公室植物在净化空气的同时，也会因缺氧或中毒而死亡，因此，办公室要经常开窗通风，增加日照。

健康链接

办公室应该摆放哪些植物

办公室里应该摆放哪些花卉？这是一门学问。办公室里有诸多健康杀手，某些绿色植物是消灭办公室杀手的利器，而一些绿色植物却也同样是健康杀手，而这一点恰恰为很多朋友所忽视。

1．办公室健康花卉

（1）吊兰、非洲菊、无花观赏桦：主要吸收甲醛，也能分解复印机、打印机排放出的苯，并能吸收尼古丁。

（2）耳蕨、长春藤、铁树：能分解3种有害物质，即存在于地毯、绝缘材料、胶合板中的甲醛，隐匿于壁纸、印刷油墨溶剂中对肾脏有害的二甲苯，藏身于染色剂和洗涤剂中的甲苯。

（3）红颧花：能吸收二甲苯、甲苯和存在于化纤、溶剂及油漆中的氨。

（4）龙血树（巴西铁类）、雏菊、万年青：可清除来源于复印机、激光打印机和存在于洗涤剂和粘合剂中的三氯乙烯。

（5）菊花：有吸收氟化氢的能力。

（6）丁香、茉莉、米兰、玫瑰：有杀灭病菌的作用。

（7）万年青、发财树、铁树和金钱榕：通过光合作用，吸收二氧化碳，放出氧气，使封闭式办公室内的空气变得清爽。

2．办公室花卉禁忌

（1）忌香：有些花草香味过于浓烈，如夜来香、郁金香、五色梅等，会让人难受，甚至产生不良反应。

（2）忌过敏：有些花卉，像月季、玉丁香、五色梅、洋绣球、天竺葵、紫荆花等，会让人产生过敏反应。如果碰触抚摸它们，往往会引起皮肤过敏，甚至出现红疹。

（3）忌毒：有的观赏花草带有毒性，摆放应注意，如含羞草、一品红、夹竹桃、黄杜鹃和状元红等。

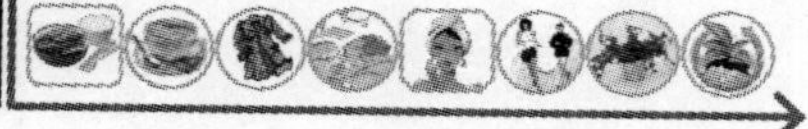

第八章

8

职场达人，调出健康心态

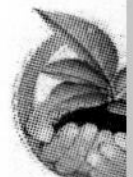

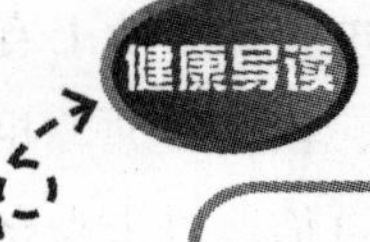

关于健康，有两种不同的说法，一种说法是：身体的健康就是健康的含义，而另外一种说法：身体健康加上心理健康才符合健康的真正含义，显然，后一种说法更符合当今社会的健康标准。

每个人为了追求自己的幸福，为了人生的奋斗目标，就必须使自己努力工作，在工作中寻找乐趣，让单调乏味的工作充满生趣，使自己身心健康，工作、生活和谐而又安逸，快快乐乐地度过每一天。

第一节　保持乐观健康的心态

常听人说自己心情不好，心里不快乐。其实很多时候是我们自己的心态出了问题。那么我们该如何保持健康快乐的心态呢？其方法如下图所示：

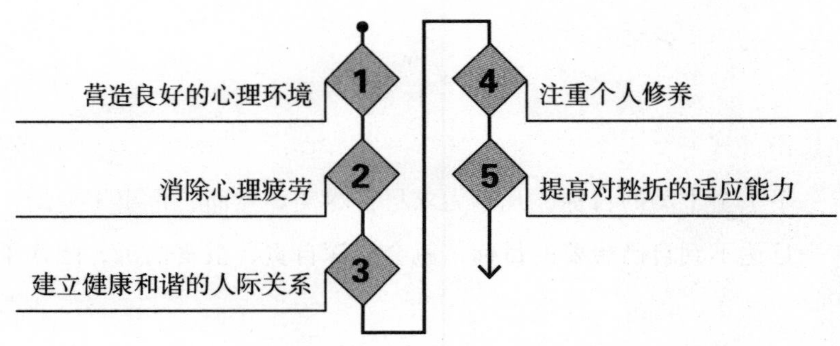

保持健康乐观的心态的方法

心态01：营造良好的心理环境

这主要通过自我的管理，树立正确的人生观和世界观，能够在事业上有所追求，工作中扎扎实实；在人际关系上和睦相处，相互尊重，相互帮助，相互促进，团结合作；在思想上有坚定的理想信念，对前途充满自信，对未来充满希望，不要太过于渴求完美。

一位未婚先生来到一家婚介所，进大门后，迎面看到有两扇门。

一扇门上写着：美丽的；另一扇门上写着：不太美丽的。

此人推开“美丽的”门，迎面又见到两扇门。一扇门上写着：年轻的；另一扇门上写着：不太年轻的。

他推开“年轻的”门，迎面又见到两扇门。一扇门上写着：善良温柔的；另一扇门上写着：不太善良温柔的。

他推开“善良温柔的”门，又见到两扇门。一扇门上写着：有钱的；另一扇门上写着：不太有钱的。

他推开了“有钱的”门……

就这样，他一路走下去，他先后推开美丽的、年轻的、善良温柔的、有钱的、忠诚的、勤劳的、文化程度高的、健康的、具幽默感的……多道门。

当他推开最后一道门时，只见门上写着一行字：您追求的过于完美，这里已经没有再完美的了，请你到别处找吧。

原来，他已走到了婚介所的出口。

在这个世界上，十全十美的事和人是不存在的，完美主义者总是预先给自己设定一个十全十美的目标，凡事力求尽善尽美。然而，世事多变幻，成败有定数，一旦达不到自己想要的目标，就会深深自责，沮丧消沉，陷入了完美主义的陷阱。其实，世界上任何人、任何事不一定尽遂自己的心愿，要善于学会为自己的每一点努力成果而喝彩，让自己时刻有成就感，知足自信的人才会充满快乐。

心态02：消除心理疲劳

心理疲劳，与因为连续工作而导致机体能量消耗的生理疲劳有所不同，是指人长期从事一些单调、机械的工作活动，伴随着机体生化方面的变化，中枢局部神经细胞由于持续紧张而出现抑制，导致人对工作、对生活的热情和兴趣都有明显性的降低，直至产生厌倦的情绪。

现代人工作压力大，容易导致心理疲劳，过度的心理疲劳对身体健康的影响并不亚于身体疲劳。近年来，年轻人猝死早逝现象并不少见，也引起了大众对亚健康的重视。相对于身体疲劳，大家关心的程度远远大于心理疲劳，实际上心理疲劳对健康的伤害同样是非常大的。过度的心理疲劳无异于对生命的透支。

心理疲劳经常伴随着主观体验的性质，并不完全是客观生理指标变化的反映。日常生活应该如何预防心理疲劳呢？其方法如下图所示：

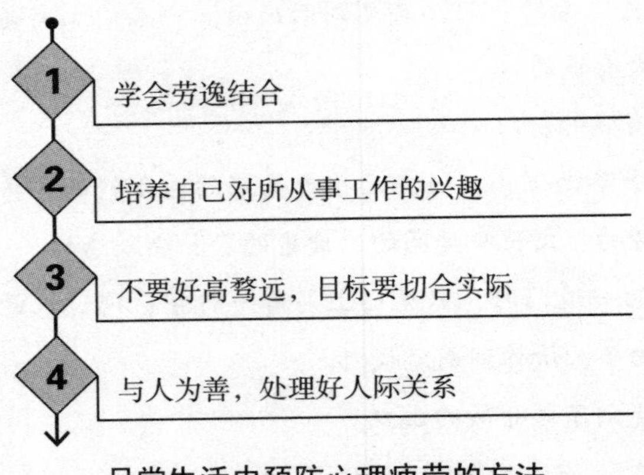

日常生活中预防心理疲劳的方法

1. 学会劳逸结合

心理疲劳一定程度上就是对现在的工作产生厌倦，工作要学会合理安排时间和分清轻重缓急，重要的工作先完成，同时养成良好规律的生活习惯，重视积极性休息。日常还应该多注意参加一些体育锻炼，例如跑步、游泳、打球、散步等等。适当运动可以提高机体的活力，精力和人体应付复杂枯燥工作时候的适应能力。每天要尽量保持有7、8个小时的睡眠时间。

2．培养自己对所从事工作的兴趣

兴趣的产生与大脑皮层上的兴奋点相联系，对从事感兴趣的工作就不容易产生疲倦，可以减轻心理疲劳出现的概率。工作的时候，如果发现自己对工作不感兴趣也无需过于紧张、忧虑，以免形成思想上的负担，正确的做法应该是努力的培养起自己的兴趣来。

3．不要好高骛远，目标要切合实际

凡事都应该讲究一个适度，清楚自己的能力所在，不要对自己要求过高，好高骛远并不实际，根本办不到的事情就不要硬干，对自己力所不及的事情就应该放松压力，给自己松松绑。根据实际情况订立目标，然后逐步地完成。

4．与人为善，处理好人际关系

人生活在融洽、快乐的氛围中才会有愉快的心境、积极乐观的性格、健康的心理，尽量和亲友、同事等搞好关系，营造出和谐的人际环境。最后还应该培养起坚强的意志，胜不骄、败不馁，这样才能在生理疲劳的时候更顽强地坚持下去，克服不良情绪的产生。

心态03：建立健康和谐的人际关系

任何人生活在社会当中，必须要与周围的人打交道，自然就形成了人际关系，一方面这是工作、生活上的需要，当今时代，工作和生活都高度社会化，一个人单独工作、单独生活，“万事不求人”是不可能的，因此，需要与他人合作，相互提供帮助。另一方面，这也是每个人心理健康的需要，一个人生活在良好的人际关系和充满友情的氛围当中，就会有一种安全感和幸福感，就会觉得自己受到了别人的关注、关心和尊重，从而精神焕发，信心十足。一般来说，心理健康的人都有朋友和良好的人际关系，心理不健康的人往往会缺少朋友。

那么作为职场达人，我们在平时的工作中该如何处理好人际关系呢？其方法如下图所示：

1 要学会谦虚
当你与周围同事在一起工作时，避免不了会遇到一些棘手的问题，或者一些自己做得不够完善的工作，这时你应该虚心地向身边的同事请教，不要不懂装懂，这样才会在同事心目中感觉你不傲慢，很谦逊

2 要学会包容
在工作中，不可避免会和同事发生一些小矛盾、小摩擦，这时你应该有一颗包容心，是自己原因当然要承认错误，不是自己原因可以找个合适的机会语气委婉地把事情说开，要在同时心中树立自己的形象，很大度，凡事不会斤斤计较

3 要学会付出
在工作中如果同事遇到什么问题，请教你，应该认真负责的去帮助他，就算没有找你请教，当你看到时，可以主动过去问问有什么需要帮忙的，谁都喜欢雪中送炭的温暖，要记住，只有你无私地付出，才有最高效率的回报

4 要学会感恩
受人滴水之恩，定当涌泉相报，当别人帮助你，一定要记在心中，只要他有需要你帮忙的事情，一定全力以赴，当你学会了感恩，那你就学会了真正体谅和理解别人

工作中该处理好人际关系的方法

心态04：注重个人修养

修养指的是一个人理论、知识、艺术、思想等方面的一定水平，通常也是一个人综合能力与素质的体现。

注重个人修养是促进心理健康的有效途径。有理想、有道德、有文化、守纪律是每个人应具有的品质和修养，有人称之为心理健康的“维生素”。事实也正是如此，一个有理想和事业心的人，道德高尚、勇于进取的人，工作积极踏实的人，就是心理上最健康的人。

健康快乐并不是可遇不可求的东西，健康快乐完全取决于你自己的意念。比如你所从事的是每天重复的、机械的工作，你可以想象成这是你最喜欢的

事，压力减轻，情绪高涨，自然效率倍增。快乐的工作才能获得工作上的快乐，怨声载道只能让事情向相反方向发展。这绝不是阿Q的精神胜利法。不开心也于事无补，反而会影响到你的健康，不如转换思路，寻找快乐，为自己打气。

一个人要想加深自己的修养，首先要从“改”做起，从“受”做起，从自我要求做起，那么究竟要怎么“改”，怎么“受”呢？其方法如下图所示：

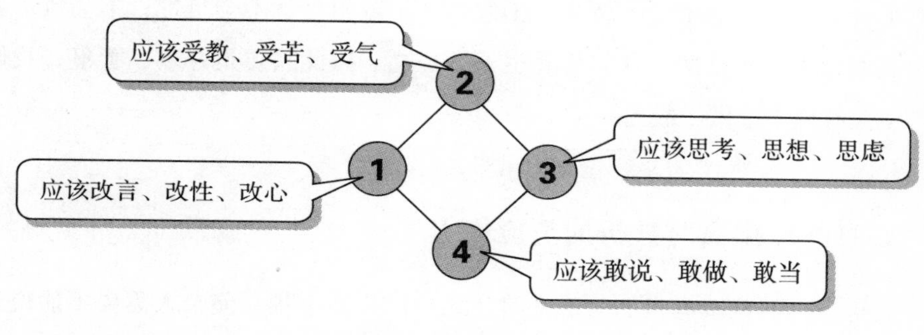

加深自己修养的方法

1. 应该改言、改性、改心

人与人之间的沟通最基本的就是语言，如果我们说话没有艺术，或是说话不得当，就很难得到别人对自己的好感。在性格上假如习气很重，恶性不改、坏心不改，心里面的邪见、嫉妒、愚痴、傲慢不改，就很难在道德、修养上有所提高。所以我们应该学会不断地改进，要改言、改性、改心，这样才能得到不断地进步。

2. 应该受教、受苦、受气

在职场中，有的人为何能不断地进步，而有的人则不进反退呢？问题就是他不能“受”，和学习读书是同样的道理。有的人容易进步，因为他乐于接受。我们在加深修养的过程中首先要学会受教，受教就是把东西吸收到自己心中，然后把它消化成为自己的思想。我们不仅仅要受教，并且还要受气。如果一个人只能接受人家的赞美，是不能永远和完全给自己增加力量的，还应该学会接受别人的批评、指导乃至伤害。从一定意义上说，能受苦、受气，才会进步。

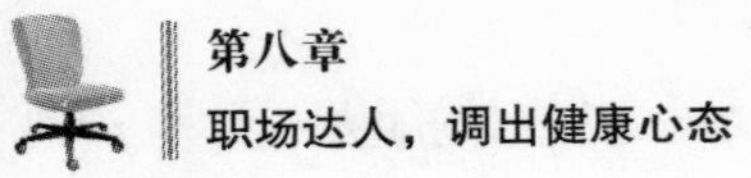

3．应该思考、思想、思虑

不管什么事情都必须三思而后行，思想是智能，任何事在经过深思熟虑后再去做，必定能事半功倍。

4．应该敢说、敢做、敢当

有些人不敢表达自己的想法，有意见的时候不敢在大众面前发表，只会在私底下议论纷纷；遇事也不敢当，不敢做。不敢担当就不会负责，不会负责就无法获取别人对自己的信任，修养也不会提高。因此只要是好事、善事，我们就要学会敢说、敢做、敢当。

心态05：提高对挫折的适应能力

挫折是人们从事有目的的活动时，遇到障碍或干扰，使个人需要不能得到满足时所产生的情绪状态。世事千变万化，挫折人人都有，问题的关键不在于是否遇到挫折，而在于以怎样的心态正确来对待挫折。

正确面对挫折，挫折也许会对人产生有利的影响，愈挫愈奋，能促使人积极进取、努力向上、增长才干；而对于不能正确面对挫折的人，它就会产生不利的影响，使人心理痛苦，情绪波动，个人行为极易出现偏差，甚至会引起心理障碍或出现身体上的疾病。

其实，世界上没有哪个人能“春风得意花千里”，即使你腰缠万贯，拥趸耀眼光环，可知道“人无千日好，花无百日红”是颠扑不破的人生规律。没有哪个人不会遇到困难和挫折，即便你处于“山穷水尽疑无路”的困境之中时，只要勇敢地面对，正确地把握，自然会“柳暗花明又一村”。

工作中遇到挫折是不可避免的，同时挫折还会给人带来一种负面的影响，那么当挫折来临的时候我们该如何应对呢？其方法如下图所示：

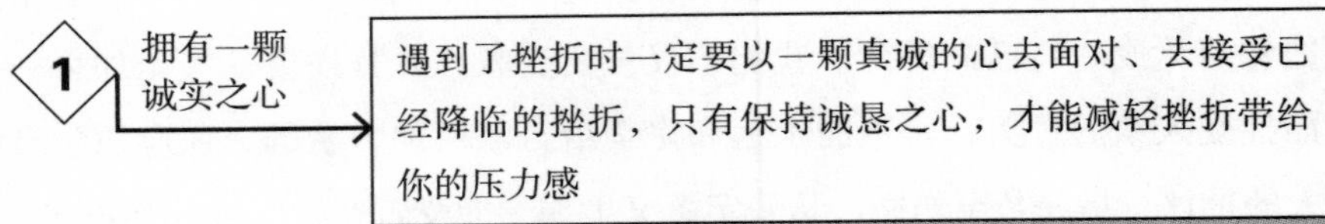

2 拥有一颗责任心

遇到挫折不要选择逃避更不要选择推卸，这些都不是真正解决问题的办法。只有抱着一颗责任的心去面对，才能够勇敢地去接受这个挫折，才能够敢于打败挫折

3 拥有一颗平常心

谁都会遇到挫折，不论是经验如何如何丰富，专业如何如何精通的人都会遇到挫折，所以，当挫折来的时候我们一定要保持一颗平常的心态去对待，不要把挫折夸大了、看大了，那样你永远无法跨越这个挫折

4 拥有一颗百折不挠之心

遇到挫折就逃避那不是真本事，只有一颗百折不挠的心去正面面对挫折，找到解决挫折的办法才是真，挫折是为了更好地锻炼自己百折不挠的心态。要把挫折看成磨炼自己的机遇

5 拥有一颗自信之心

自信到什么时候都不会过时，不论遇到再大的困难，挫折都要保持一颗自信的心态，自己都不自信，怎么让自己的团队、身边的人去面对挫折呢

6 拥有一颗热情之心

遇到挫折就伤心落魄，无从下手，不知所措，对工作失去了热情，失去了去处理去面对去解决的热情。这样的话你也是永远无法打败挫折的

应对挫折的方法

健康链接

四大心理对策应对职场挫折

在职场中，遇到挫折失败在所难免。但不同的人，对待挫折的态度也不同，有人积极，有人却很消极。职场受挫后，如果不能及时调整，而使心理失衡，不仅影响自己的工作、生活，还严重影响人的健康，而你同时也给身边的人以负面影响。那么，职场受挫后如何才能防止消极结果的产

生呢？下面为你提供几种心理对策，以应对职场挫折。

1．积极倾诉

适度倾诉，可以将内心的痛楚转化出去。倾诉作为一种健康防卫方法，既无副作用，效果也较好。如果倾诉对象具有较高的学识、修养和实践经验，将会对挫折者的心理给以适当抚慰，鼓起你奋进的勇气，并引导你朝正确的方向前进。通常，受挫者在一番倾谈之后会收到意想不到的效果。

2．寻找优势

人们在遭受挫折后常常就会认为自己就是这个世界上最倒霉的人了。如果这时冷静地看一下周围的人，你就会发现其实还有很多人的状况比自己还要惨。你会发现在职场上比自己受挫更大、困难更多、处境更差的人到处都是。通过挫折程度比较，将自己的失控情绪逐步转化为平心静气。其次是寻找分析自己没有受挫感的方面，即找出自己的优势点，强化优势感，从而扩张挫折承受力。这是事物相互转化的辩证法。挫折同样蕴含力量，处理得好即可激发你的潜力。

3．自查自省

“覆水难收”，事情已然发生，谁都没有回天之力。重要的是要承认事实，这时可以细细品味“失败乃成功之母”这句话。认真分析、审视自己的受挫的过程，多从自身找原因，克服工作中自身存在的问题。

4．职业规划

挫折后重新审视自己的职业目标是否合适是非常重要的。如果大方向没错，那就考虑你的方法或阶段的目标是否合适。目标的确立，需要分析、思考，这是一个将消极心理转向理智思索的过程。目标一旦确立，犹如心中点亮了一盏明灯，人就会生出调节和支配自己新行动的信念和意志力，从而排除挫折和干扰，向着目标努力。新的职业目标的确立标志着你已经从心理上走出了挫折，开始了下一阶段的生涯历程。

第二节　卸下职场“高压锅”

压力指的是个人与环境之间的一种特殊关系。当环境要求超过个人能力及可利用资源，并危及其心理平衡与生活步调的和谐与完整时，个体就会产生压力。对于上班一族来说，一定程度的压力能够激发自己奋勇前进，有助于自己更敏捷地思考，更勤奋地工作。然而，如果压力超过一定限度，就会使人们心力衰竭，行为混乱，甚至会造成危害，使整个人垮掉。这样的事情在现实生活中几乎每天都在发生着。

心理学家指出，工作压力过度引起的紧张症状可以分为生理征状、心理症状和行为症状，具体如下图所示：

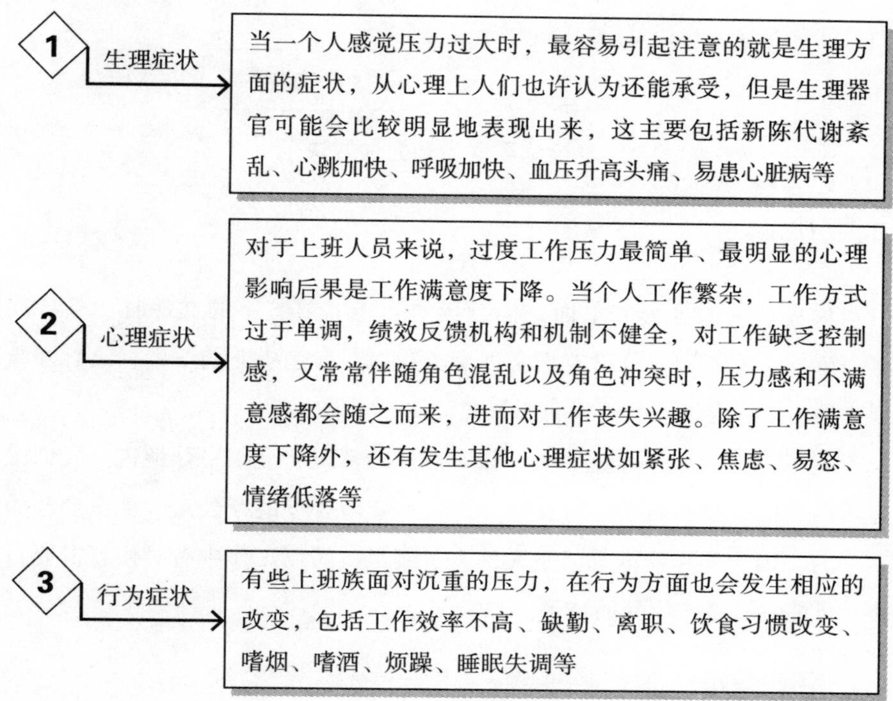

压力过大时的紧张症状

如今，职场带给人们的压力越来越大了，这就使得很多职场达人出现了这样那样的职场心理疾病。而若想远离心理疾病，职场达人们就需要学会给自己降温减压。

减压01：学会化委屈为动力

我们从很小的时候就知道1+1=2，但是在职场中这个等式不一定成立，你或多或少的都会碰到不辨是非的事情，觉得自己受了委屈。有些人会在那里坐着怨天尤人，觉得命运不公平，而有些人早就学会了化委屈为动力，适时调整自己的心态，把精力和时间放在了在职场的生存和发展上。方法如下图所示：

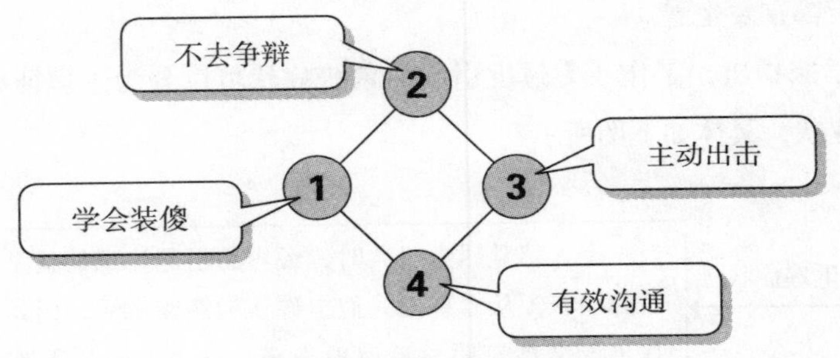

学会化委屈为动力的方法

1. 学会装傻

当你去领导的办公室里面，向领导要昨天需要签字的文件时，领导找了找，告诉你：对不起，你没有把文件交给我。一般刚毕业的学生，没有经验，碰到这种事情，会说：我昨天明明就交给你了呀。

而有了一定的工作经验的人，面对这样的情况，会很平静地说：我回去找找。然后他们会重新打印一份文件，当再次走到领导的办公室，他就会很痛快地签字的。因为领导比谁都清楚文件去了哪里。所以工作中有时候就需要自己装傻，可能会有意想不到的结果。

2. 不去争辩

上司也是人，做的事情，不会都是对的，有些时候，如果上司错了，而我们对了，那么我们也需要用自己聪明的大脑给他找到一个合理的台阶。要知道，冲突是解决不了任何问题的。

如果和上司发生矛盾，你想要潇洒的一走了之，那么就需要自己静下来心来问问自已，在新的工作环境中，不会碰到这样的情况吗？那个时候你也是一走了之吗？所以有些时候，我们要学会忍让，学会不去争辩，事情到底怎么样，大家都很明白。不要因为一时的口舌之快，而断送了自己大好的职业生涯。

3. 主动出击

当领导交给你一项工作时，如果自己不懂得如何做，或者没有思路，与其自己苦苦地熬夜查资料，得不到有效方案，还不如主动出击，找领导谈谈这项工作内容，询问领导的见解与看法，使工作得到有效解决。

4. 有效沟通

无论老板、上级还是同事，都来自于不同的家庭，在不同的家庭教育背景下长大，那么对待事情的看法和生活态度就会自然不同。

有些时候你可能会觉得自己很委屈，那么这个时候就需要有效地沟通，知道别人的想法，宽容别人的个性，让自己不再受委屈。

减压02：自我放松不做匆忙族

随着生活的节奏加快，人们的生活也变得更加忙碌，特别是职场达人们，每天为工作而忙碌，压力是非常大的。长期处在压力下的你，毫无乐趣可言，减压就迫在眉睫。那么该如何减压放松呢？其方法如下图所示：

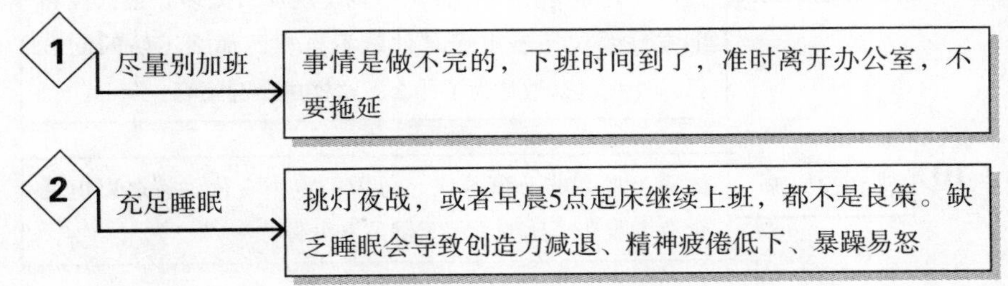

3 关掉电脑

我们的生活不是每时每刻都需要上网。有时关掉电脑，远离屏幕，会让你感觉非常舒服，思路会更清晰，思维也更活跃

4 亲近自然

忘掉工作，甩掉烦恼，亲近大自然是最好的方式之一。每天抽点时间去户外活动，比如散会儿步，看看花草树木，对身心健康非常有益

5 陪伴亲友

工作很重要，家人和朋友同样不能替代。抽时间陪陪他们，会让生活更有意义。但要真心投入，保持互动，不能“身在曹营心在汉”

6 健康饮食

忙碌的工作让人们喜欢下馆子，水果、蔬菜和谷物等健康食品越吃越少。建议把回家吃饭当成享受，每天至少下一次厨房。最重要的是，不要一边工作一边胡吃海塞，这会导致过量饮食和肥胖

7 培养业余爱好

找点与你的工作完全无关的兴趣爱好，会让生活更加充实，比如跑步、画画、看小说或写作等。这些消遣能给你带来快乐，并让身心投入，充分放松和享受

8 关注身体警告

工作超时超负荷，不仅让人疲惫，还使人变得孤癖、冷淡。如果身体已经发出这些警告，说明你的工作应该马上“减速”了，弄清自己是生病了还是该好好休息了，这一点极其重要

9 自我反省

如果工作太忙，最好隔一段时间自我反省一下，看看自己的工作状态是否正常。一旦发现加班太多、很久没和朋友联系、不看电子邮件就不自在，那么不妨问问自己：“我这么做是为了什么？这样拼命健康吗？”

10 保持好习惯

健康习惯并非一夜养成，每天一点小变化，持之以恒就会有大收获。比如，每天锻炼30分钟

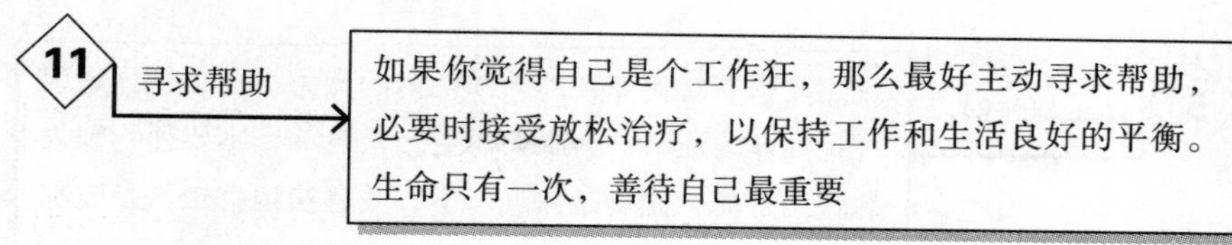

减压的方法

减压03：及时踢走坏心情

天天都有好心情是身心健康的重要表现，人体内有一种最能促进身体健康的力量，即良好的情绪。如果善于调节情绪，经常保持心情愉快，就可以未雨绸缪，达到有病早除的效果。如果整天情绪不好、抑郁，那么不但生活、工作受到影响，身体也会受影响。

帮助职场达人踢走坏心情的方法有哪些呢？其方法如下图所示：

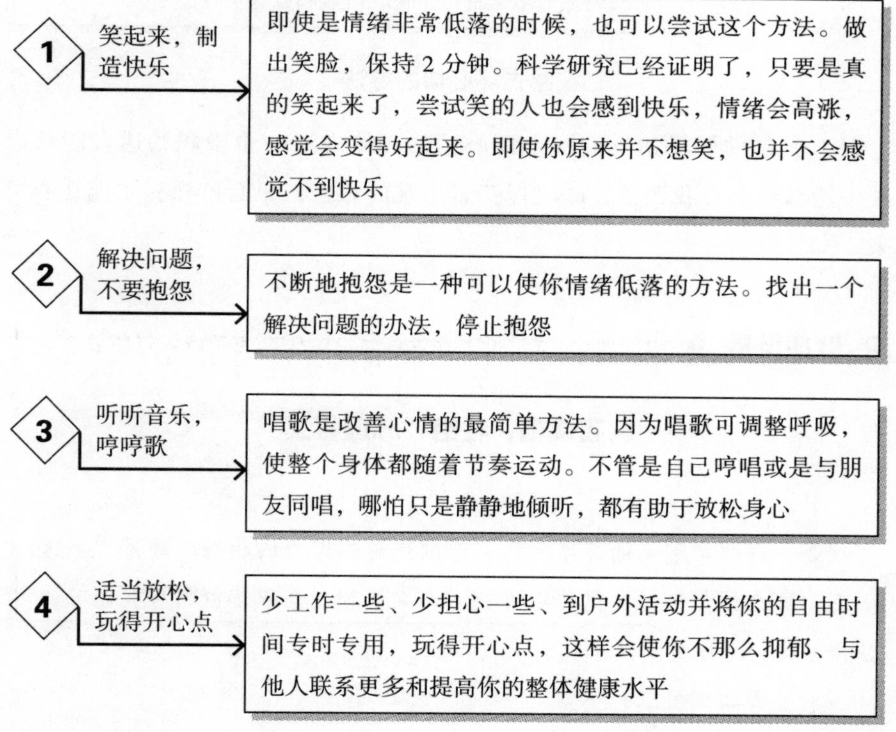

5 停止判断别人

研究显示不断地评判别人和他们的行为举止是一种超级自我批评的证明。为了活得更轻松自在，不要评判别人是好还是坏，让自己休息一下，并且换位去想，是人都会犯错，你的心情自然就好了

6 不要追求完美

现实生活中是不可能有完美的，因此尝试达到不可能的高标准就是在浪费时间。取而代之，定制比较实际的目标和顺其自然——这都会使你生活的更加快乐

7 接受那些你不能改变的事情

比如，你的身高、你的肤色、你没有赢得博彩的事实和你没有成为奥斯卡获奖女演员等。这会使你情绪好一些，并且使你对将来抱有积极的态度

8 学会说“不”

这是指当你无法解决问题的时候就不要再继续逞强了。如果对任何事情都说“是”，那么你就会由于每个人都依赖你而不堪重负、身心俱疲和成为牺牲品了

踢走坏心情的方法

以上就是助职场达人们踢走坏心情的具体方法，希望职场达人能从以上方法中能够学会自我调节，时刻保持着乐观的心态，只有这样，才能让心情好起来。

健康链接

自我调整，杜绝“心理罢工”

处于职场的白领们，你们有没有出现过“心理罢工”的现象呢？其实这是一种非常常见的情绪问题，时刻处于高压力的状态下最易产生这种心理，那么该如何解决呢？今天就为大家推荐几个职场白领自我调节的方法，让你的心理更加健康。

什么是心理罢工？

据专家解释称："心理罢工是一种信号，当你的身体出现这种信号，说明身体在提醒你要休息了。而出现这种情况后，白领们也不要带着情绪工作，要学着自我调节心态或者恰当的休闲下，让自己放松下来。其秘诀如下：

1．换个环境应对职业倦怠

当你长年累月都在做同一件事情的时候，会出现烦躁和罢工的心理，这也叫做职业怠倦。想要解决这样心理的方法就是换一个新的工作环境让自己重新开始，要不然就是好好休息一段时间，让身心彻底的放个假，在这期间你可以寻找到下一个新工作的灵感，让自己重新振奋起来。

2．自我心理暗示应对季节烦躁

夏季由于炎热的气温，让人变得非常急躁，而职场达人们每天还要面对大量的工作以及工作压力，长时间这样就会产生极大的负面情绪。所以职场达人们此时要学会自我调节，不断地提醒自己要积极向上，告诉自己一切都是美好，事情慢慢做完就可以了，保持一颗积极向上的轻松心态，才能让你的心更加平静。

3．保持快乐心态

一个人想要让自己天天开心快乐，那么就让自己时刻保持在一个快乐的状态下，学会自我心理平衡，虽然每天要面对很大的工作量甚至是任务，但是也不要轻易被它们所打倒。如果认为平日的工作太枯燥，那么不妨在工作的时候让自己去开展一些有创意和拓展性的工作，这样不仅时间过得快，也会让你在工作中时刻保持着快乐。

第三节　精神也会"亚健康"

精神紧张是21世纪一种十分"流行"的亚健康文明病，它是人的机体对现代生活节奏加快及工作紧张等刺激所作出的反应。精神紧张会导致体内一些激素的分泌失去平衡，心跳速度加快、血压升高、新陈代谢等紊乱。

邵先生任职于某公司，目前担任部门经理职务，每天要参加大大小小会议，处理烦琐的事务，还要经常出差。

他每天除了吃饭、睡觉就是工作，根本没有生活，更谈不上爱好。由于天天忙碌，他很少有时间和家人、朋友沟通交流，更谈不上娱乐等文体活动。

他常常感觉自己精神压力很大，由于工作太忙，没时间去排解，有时候晚上加班回来，全身酸痛感觉很累，但是却依然失眠。现在他感觉抗压能力越来越不如从前了，有时候一些小事都能让他变得狂躁愤怒，整个人也变得比以前悲观，在生活和工作中往往会因为一点小事就容易发火。

随着社会的急速发展，生活节奏的日益加快，职场竞争激烈，上班族承受着巨大的精神压力，许多人在职场奋力“混战”，也许事业攀上了高峰，但精神状况却滑到了谷底，抑郁症、焦虑症、神经衰弱等疾病成为越来越普遍的病症。像邵先生这样正处于精神亚健康状态的职场人士有增多的趋势。而精神亚健康高发人群是职场白领，他们是最忙碌的人群，平常的工作压力、商务应酬、职位竞争和人际交往等社会活动往往给职场人士造成巨大的压力。如果不能科学地对待压力，没有基本的精神心理健康知识，则极易患上精神疾病。我们该如何远离亚健康的干扰呢？其方法如下图所示：

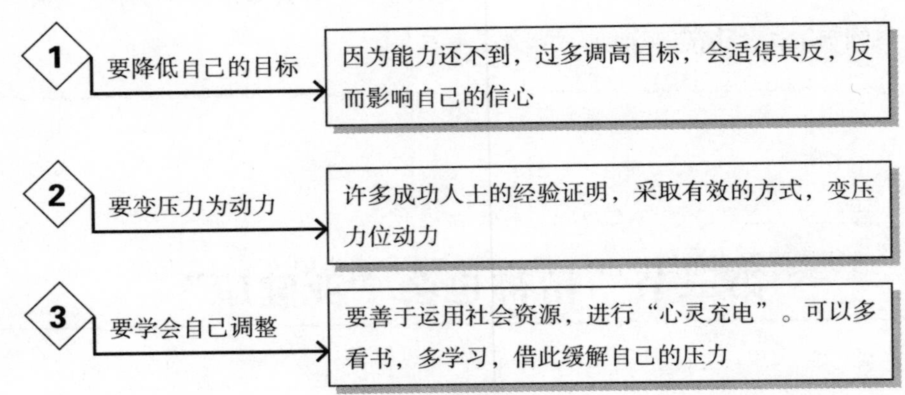

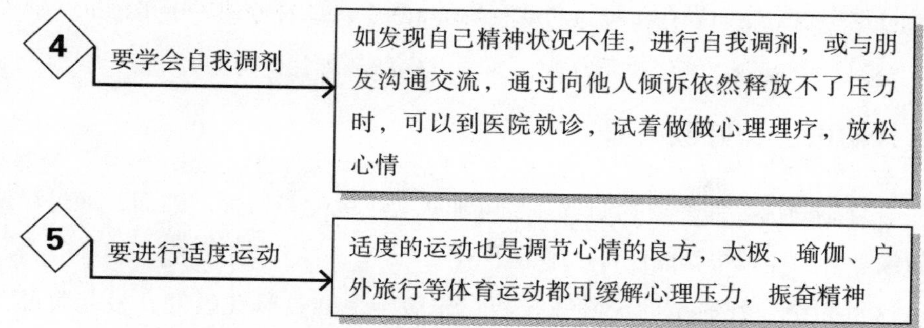

远离精神“亚健康”干扰的方法

“亚健康”状态持续过久，将直接引起某些严重的精神和躯体疾病，甚至危及生命。下图所示的是精神“亚健康”的缓解方法。

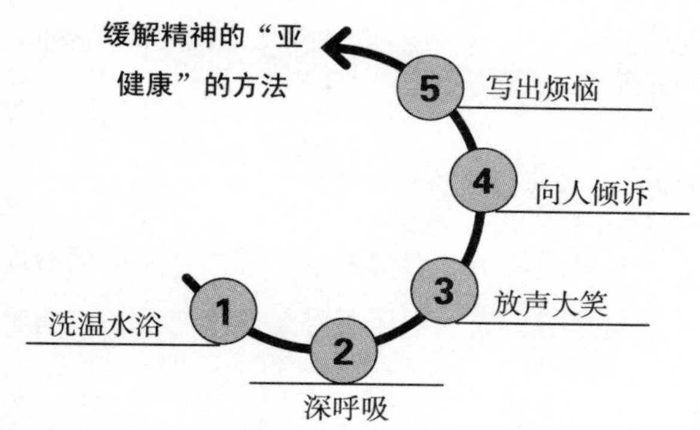

缓解精神的“亚健康”的方法

缓解01：洗温水浴

38℃～39℃的温水浴最容易使人感到放松，这样的温水可以促进血液循环，放松肌肉，从而使人安静下来。研究人员最近发现，洗恰到好处的温水浴，甚至会引起使人睡得更香的生物化学变化。

为了增强温水浴的作用，可以将它与循序渐进的放松结合起来。首先，要完全放松你的双手，让它们轻轻地浮在水面；继而，设想轻松的感觉沿着胳膊向上移动到肘部，再通过肩膀和脖颈，一直抵达你的头顶，使由此产生的镇静力对你体内紧张的部位发挥作用；最后抬起你的脚，让身子缓缓上升。但应用此法时要当心：你如果在服降压药或有别的健康问题，事先须问问医生。

缓解02：深呼吸

一旦感到忧心忡忡，我们就会心跳加快，呼吸变得短促。然而，通过慢慢地做深呼吸，你很快就能使自己平静下来。

这里介绍一种简单的深呼吸技巧：先缓慢地通过鼻孔吸气，鼓起腹部，随即扩大肋腔，接着以慢于吸气时的速度从鼻孔呼气，同时默念“放松、放松”。

如果掌握了上述技巧，你或许可以用暗示法来训练自己放松精神。每天上班时，你都要花上1～2分钟做深呼吸。回家后，你再试验做10分钟深呼吸。只要经常练习，遇到精神紧张时，你便会自然而然地做起深呼吸来。

缓解03：放声大笑

放声大笑时，人的肺、心脏、背部及躯干都能迅速得到锻炼，胳膊和腿部肌肉将受到刺激。笑过之后，人的血压下降，心率变慢，肌肉紧张减轻，因而使人处于放松状态。

尽管在压力临头时，很难强颜欢笑，但专家们有个妙法往往能达到这个目的，心理学家称之为“夸大法”，也就是故意将事情的严重性夸张到荒唐的地步；从而使人忍俊不禁。

比方说，你乘车外出时，被交通拥塞堵住了路，进退不得。在这种场合下，千万不可在心里默默窝火，而应设计出一个你所能想象出的最可怕的情形来：“这些汽车永远也不会驶动了。交通管理部门将不得不关闭快车道，把车从这地方空运出去，当然是一次一辆。等最后轮到我时，我的孩子们已长大成人了。没一个人会记得我是谁。”

通过把事态夸大到荒唐可笑的程度，你便会忍不住哑然失笑，对前景恢复信心。引起精神紧张通常不是由事情本身，而是由自己如何看待它引起的，乐观地展望未来无疑就成了你天然的镇静剂。

缓解04：向人倾诉

你对工作没如期完成感到忐忑不安吗？你为年底那叠厚厚的账单感到忧虑吗？如果回答是肯定的，不妨将它们统统讲出来，找人分担你的忧愁。通过吐露你的惧怕和烦恼，你就会逐渐消除并理解这些负面情绪。有时候，一位倾听者，尤其是有过相同经历的人，可以使我们消除形成精神压力的孤立感。

造成精神压力和情绪紧张的，多半是那些闷在心头的事情。你可以对一些善于倾听而又知心的人倾诉。

缓解05：写出烦恼

倘若你感到不宜把问题告诉人，那又该怎么办呢？不妨以信的形式把你的心情和感受写出来，然后扔掉它。譬如，为了消除忧愁，你可以在凌晨4点起来，写下自己所面临的难题，并下决心要在上午9点处理它。如此对“烦恼”做出书面安排，你就可以下决心解决该难题了。

健康链接

上班族需防三种时尚心理病

1．成功后抑郁症

【病例】

事业有成是令人羡慕的好事，但是越来越多的成功人士却被成功所累，患上抑郁症，痛苦得不能自拔，甚至想以死来解脱。在某外企工作的陈女士在各方面都出类拔萃，一直深得领导赏识。前不久，陈女士凭借自己的实力被提拔为分公司总经理，让同事们羡慕不已。但对陈女士来说，这竟成了噩梦的开始。

坐上高位的陈女士压力极大，她每天最担心的就是工作完成得不够出色，领导不满意，又怕工作中一旦出错，下属会嘲笑。这些担忧使她的工作效率急剧下降，睡眠质量日益变差，注意力也无法集中，整天感到头晕、疲乏，精力大不如前，服用药物也无法减轻痛苦，最后不得不回家休息。陈女士怀疑自己患了不治之症，想通过自杀来解脱，幸被家人及时发现，才避免了悲剧的发生。

【病因】

升迁压力过大，对自己信心不足。白领人士由于社会竞争加剧，工作节奏快，以及自身期望值过高，导致整天像机器人那样拼命。如果心理素质较差或不善于自我疏解，则更易罹患心理疾病。

【处方】

要忙里偷闲，暂时丢掉一切工作和困扰，彻底放松身心，让精力得到恢复。此外，要保持正常的感情生活。事实表明，家人之间、朋友之间的相互关心和爱护，对于人的心理健康十分重要。遇到冲突、挫折和过度的精神压力时，要善于自我疏解，如参加文体、社交、旅游活动等，借此消除负面情绪，保持心理平衡。

2．信息焦虑症

【病例】

在外资企业工作的李小姐每天都花大量时间上网浏览信息，看报纸、杂志，但她心里还是不踏实，总觉得漏掉了信息，因此常常失眠，食欲也不断下降。李小姐的现象并非个别，这类人一旦家中或单位出现网络堵塞、电子读物无法打开等现象，就会感觉极其不适应，变得焦虑不安、心情浮躁，总担心漏掉重要的信息和新闻，害怕给工作带来负面影响，并引发精神、生理上的反应，出现失眠、头痛、食欲下降、恶心呕吐等症状。

【病因】

由于工作的快节奏和获取信息的渠道增多，这部分人都习惯于从网络、电视、电子读物上获取信息。若对网络、电子读物过分依赖，则会发展成为病态心理，严重时可能转化成强迫症。

【处方】

无论个人对信息的掌握多么全面，遗漏总是难免的。况且很多时候，信息也并不是决定成败的唯一因素。因此，平时感到很累的人应适当放慢

生活节奏，不必整天想着信息的事情。

3．疯狂购物症

【病例】

一个30岁的女性告诉心理医生，她走到服装街上就想进店里，进了店看到五颜六色的服装就感到那些衣服在向她招手。那个时候她没有一点犹豫，只有购物的兴奋和快乐。在店里，她常常会花掉几千元钱。她知道自己并不需要那么多衣服，也曾暗下决心控制购衣数量，但一到服装店就乐此不疲。她为控制不住自己的购买欲而苦恼。

这位女性患了贪购症，俗称疯狂购物症。患贪购症的人对商品有一种病态的占有欲，面对琳琅满目的商品，常会不假思索地掏腰包，购买的同时会有占有的满足与快感。如果硬是控制不买，就会出现焦虑不安、周身不适，勉强控制一次只会使下一次购物更疯狂。但当理智占上风时，后悔和苦恼必然伴随而来。如此周而复始，自然影响心情与工作。

【病因】

有的人认为工作就是为了赚钱，赚钱就是为了享受，所以在有了条件后，往往难以控制欲望。放纵欲望，或者因为种种压力而逃避到欲望里，是形成贪购症的心理原因。

【处方】

出门不要带太多的钱，每次逛商店之前想清楚需要什么、不需要什么，必要时与同伴一起去逛街，并让同伴帮助提醒。最关键还在于搞清楚购物欲望的背后有哪些心理问题，是否有对现实的不满和对自己的不满。当一个人敢于面对问题并去解决问题时，心理才会平衡。

第四节 远离职场抑郁症

俗话说“职场如战场”，现代人的生活步调快，业绩考核、人际关系以及工作本身的困难和矛盾，让很多职场人心生烦闷。越来越多的职场人士患上了各种心理疾病，例如抑郁症。抑郁症，也被称为“心的感冒”，近年来，在高压力社会中，几乎已成为最流行的“精神文明病”，而世界卫生组织将其与癌症并列为下个世纪，最需要预防，也最盛行的疾病之一。那么，如何使自己远离职场抑郁症呢？其方法如下图所示：

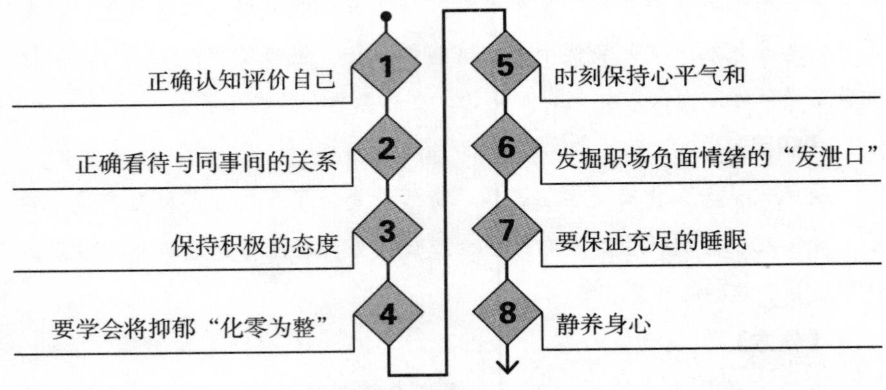

远离职场抑郁症的方法

远离01：正确认知评价自己

自己追求什么，向往什么，心里要有个谱，不要盲目攀比，要积极看待工作中的各种挑战，在职场工作中如果遇到困难，不要过度去埋怨自己，而要以平常心对待，找出最好的解决方法，来应对下一次的挑战。

远离02：正确看待与同事间的关系

在职场中要处理好与同事之间的关系。如果工作中，碰到一些不愉快的事，不要闷在心里，要在适当的时机用适当的方式表达出来，不要愤怒，更不要记恨在心，如此，才能不给自己造成压力。

远离03：保持积极的态度

态度决定一切，这个道理放之四海而皆准，保持积极、乐观的态度，可以影响一个人的前途、事业、心理健康的状况等诸多方面。遇到问题时，试着调节情绪，转换思维方式，从其他角度来看问题，就可能使消极的情绪能转化为积极的情绪。

远离04：要学会将抑郁“化零为整”

这个治疗抑郁心理的方法，是让上班族通过想象、放松、转移注意力等方法，将日常工作生活时突然冒出的抑郁心情打断，告诉自己会留有专门时间来抑郁。然后每天划出专门用于抑郁的时间，最好保持在30分钟左右。需要注意的是，在专门抑郁的时间内不要坐自己平时常坐的座位，以免以后一坐这座位就产生忧虑，也不要在晚上睡觉前安排专门抑郁。

远离05：时刻保持心平气和

其实像冠心病、高血压病、脑血栓、癌症等很多生理性疾病，都与心理情绪及社会环境密切相关，职场抑郁症当然更是如此。因此调养情志，保持心态平和，是治疗职场抑郁症最为关键的一环。上班族在处理职场同事关系、工作任务以及人际应酬时，尽量遇事往好处想，往宽处想，把心态放平，以出世的眼光来看待职场的风云变幻，职场抑郁症自然可以消除。

远离06：发掘职场负面情绪的“发泄口”

不高兴了，就试着转移注意力，散步、运动，或者把心里的苦闷向家人朋友说出来，都是很好的方法；不要让工作占据自己所有的时间，要学会享受生活，培养听音乐、阅读、垂钓等适合自己的兴趣爱好；可以适当出去旅游，邀请朋友聚会，或者帮助别人，在帮助别人的同时，自己也会得到一种成就感、满足感和心理愉悦感。

远离07：要保证充足的睡眠

工作是工作，下班之后就应该要把工作上的问题抛开，不要把工作上的问题带到睡眠中，这样不但会影响到正常的睡眠状态，甚至会引发严重的失眠症状，所以也就需要充分地保证睡眠时间，拥有规律的睡眠作息状态，使大脑神经和身体能够得到充足的休息时间，这样也是能够很好地预防职场抑郁症出现的。

远离08：静养身心

实践证明，人在静养状态下神经紧张度放松，呼吸、心率、血压、体温均相应降低，这种积累效应，自然能够消除职场抑郁症的症状。有规律地进行瑜伽冥想，或者只是腾出一些时间来闭目养神，都可以放松精神，缓解抑郁、焦虑症状，有利于治疗职场抑郁症。工作繁忙的人也可以把手机放在身边，在静养状态下闭着眼睛接电话，通话结束后再继续静坐。

健康链接

过分害羞并不可爱

常常见到一类人因为与人交往而面红耳赤，言语结巴。多数人会含糊的认为是过于害羞而至。其实，并非如此简单，这种过于“害羞”的表现，被医学上成为赤面恐惧症，属于社交恐惧障碍。轻度的赤面恐惧症会影响社交关系，重者令患者无法正常生活，最后抑郁不堪。因此，赤面恐惧症患者应该及时治疗，才能摆脱困境。那么，赤面恐惧症要如何治疗呢？最主要的就是要学会自我调节。

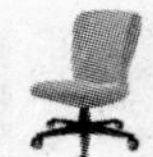

（1）你对脸红要采取顺其自然的态度，允许它出现和存在，不去抗拒、抑制或掩饰它，不为有脸红而焦虑和苦恼，从而消除对脸红的紧张和担心，打断由此而造成的恶性循环。

（2）要进行自信心方面的训练。人前容易脸红的人，多数对自己缺乏自信，具有自卑感，因而加强自信心的培养，克服自卑感，可起到釜底抽薪的作用。

（3）是在预计有紧张情境到来之前，强迫自己做数次深长而有节奏的呼吸，这可以使紧张心情得以缓解，为建立自信心打下基础。

（4）是当你感觉紧张时，不妨手里握住一样东西，比如一本书，一块手帕或其他小东西，这样会使你感到舒服而且有一种安全感。

第五节　千万别成为“工作狂”

我们身边总有一些工作狂人，在他们的眼里，工作总是最重要的。导致在工作上花费过多时间和精力的原因很多，但什么事情一旦“过了”就可能影响到身心健康!长时间连续工作，不但生活会单调，情感和心理健康也会出现问题。

典型的工作狂是一种心理疾病，类似于心理学上的“强迫行为”，如果不去工作、不努力、不好好完成任务，就会觉得心里不舒服，就好像有一种强迫性的命令让他非做不可似的，这种情况就属于心理疾病了。

工作狂一般很难从工作中得到快乐，而只是拼命地工作以求某种“心理解脱”，此外他们在工作中还常常强迫自己做到“完美”，一旦出现问题或差错便羞愧难当、焦虑万分，却又将他人的援助拒之门外。

要是发现自己出现“工作狂”的某些典型症状，该怎么办呢？其方法如下图所示：

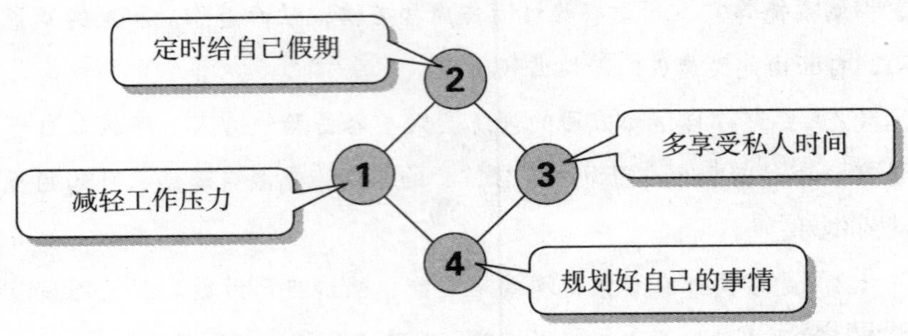

出现“工作狂”症状的解决方法

方法01：减轻工作压力

列出一份工作日程表，先将自己现时的所有工作项目和工作时间一一写明，然后考虑哪些可以完全放弃，或至少暂时放弃，哪些可交由他人或与他人合作完成，同时注重提高工作效率。

最后制定出新的工作日程表，并请家人或同事予以监督。此外，不妨培养一些与工作不搭界的业余爱好，丰富业余生活，如能接受心理医生的科学治疗，情况会更好些。

方法02：定时给自己假期

每天给自己半个小时作为一个假期，在这个半小时里做简单的体操，或者只是深呼吸。这是照顾自己所必需的一段时间，一定不能因为工作的繁忙而忽略。一定不要把烦恼带到床上，把任何的烦恼带到睡眠中都不是明智的做法。

方法03：多享受私人时间

多一些私人时间去享受生活，而不是将所有的时间都花费在工作上。如果出现体力上的透支，可以补充一些维生素B、镁和钙，或者泡个澡，在水里滴一点柠檬或者薄荷，都可以缓解疲劳。

方法04：规划好自己的事情

把手头上的事分成四类：马上要做的事情就快做，不着急去解决的事情就缓几天，根本用不着你去动手的事情就放给别人，可做可不做的事情一定要学会放弃。

工作勤奋是好的，但不要变成“工作狂”，职场人士应该要劳逸结合，要知道身体才是革命的本钱。

健康链接

工作狂是一种病，得治！

工作越投入，越被认为是一个合格的优秀员工，所以很多人把工作狂类型的员工当成优秀员工，而一些人也会因为自己或者身边有工作狂，而被认为是一种优秀品质，实际上不然。根据最新言论指出，工作狂是一种病，应该赶紧治。

最近科学研究发现，工作狂和酗酒一样，其实也是一种心理疾病，现在很多人遭受这种疾病的困扰。如果从工作狂为生计而工作的观点来看，他们这种工作状态是可以理解的，但这种工作状态对心理、生理都没有好处。如果一个人知道自己是工作狂，并且很清楚自己是在通过工作逃避生活的烦恼，那么工作狂是可以治愈的。

根据一些调查发现，很多人之所以全身心的不间断地投入到工作中，是因为自己的情绪不稳定，总是想要找到一种途径来逃避生活的烦恼，尤其是对于有一定疾病的人群来说，更不适合将自己的这种情绪放到工作中，这样会导致病情的进一步恶化，不但会让身体承受巨大的压力，更会导致一些精神疾病的发生，所以是不可取的。心理学家建议，这些经常感觉到忧虑的人，最好不要过分投入工作，不要认为自己把工作留给别人是不正常的，不要总是妄想自己是可以很好地控制局面的。

特别提醒，当你的家庭中有疾病患者或者是一些想要逃避现实的人的话，要注意对他们要多关心，避免疾病的加重，尤其是当家庭中平时非常慵懒的一个人变成这样的工作狂之后，更应该多关心注意。

而从另一个角度上来说，在工作职场中，这种工作狂类型的员工是非常便于管理和控制的，甚至不需要你多说都可以有序的完成工作，不会偷懒，那么，就要求老板用另一套方法来对待这类型的员工了。老板也是很容易认清这类员工跟其他人的区别的，有员工说：“我的工作量的多少取决于身体条件，只有在这个条件允许的情况下，我才接受超负荷工作。也就是说，我的工作强度不以卖命程度为标准。”工作狂通常比其他人离开办公室的时间都晚，并且把这作为责备其他人的理由。

对于经常超常投入到工作中的工作狂们来说，给出两点建议：

1．忘记自己曾经最喜欢的那些老话

例如：“我之所以不停的做事，全是为了孩子、妻子以及父母生活得更好”等等。在工作之前，可以先想想自己工作是为了什么，是否是为了满足生活乐趣，自己超常时间工作会给自己的家庭带来什么样的影响，对比自己投入到工作中的付出与现实生活中的时间付出，哪个更值得，哪个更安心，然后去投入，将自己的工作奋斗目标与家庭关系放在同等重要的位置上，不要颠倒。

不要总是说工作是为了家庭，一味工作才会导致失去家庭。

2．享受生活瞬间的乐趣

工作狂应当学会如何享受偷懒所带来的乐趣。刚开始的时候要留意一下身边所发生的事情，哪怕是一点一滴小的变化都可以，生活就在眼前，享受就在于瞬间的事情，身边都可以发现很多乐趣，一段路、一个人、一处风景都可以，干什么都要投入式的放松。比如看电视的时候就不要想别的事情，也不要干别的事情，学会忽略会让自己日子更好过，也会有效地改善工作狂这种“病”。

第六节　做健康文明职场人

人类的文明与人类的健康是密切联系在一起的。现代健康理论与最新科学研究表明：现代人的身心健康不但与文明行为紧密相关，而且是相辅相成、互促互益的，尤其是在人的内在心理、精神和生理上更为突出。

让我们从生活中、工作上，做一个行为文明的健康职场人。

文明01：在办公室中拘小节

对于上班族来说，一天中的大部分时间都是在办公室中。办公室环境的好坏直接决定工作状态，而一些人不以为然的坏习惯也会影响办公氛围。下图所示的是办公室中常见的不文明行为，希望上班族们平时多注意这些“小事儿”，为自己和同事营造一个舒适的工作环境。

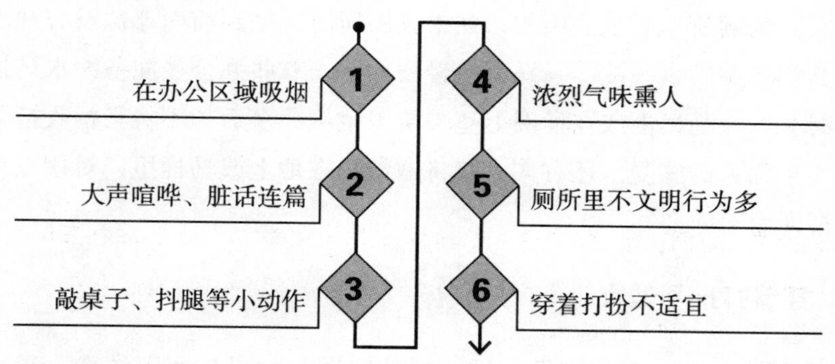

办公室中常见的不文明行为

1. 在办公区域吸烟

很多吸烟的男士在自己的座位上吸烟，不仅弄得整个办公室里都是烟味，还让其他同事跟着吸二手烟。在有些单位的食堂，大家在吃饭的时候，也有人无所顾忌地吸烟，让其他人非常反感。

2．大声喧哗、脏话连篇

有人习惯在办公室里大声说话，与人通电话也是高音量，遇到烦心事还会絮絮叨叨、骂骂咧咧。办公室应该保持安静，这种噪音无法让其他人安心工作，还容易让人心烦气躁，影响情绪。

3．敲桌子、抖腿等小动作

办公室里的办公桌一般都是靠在一起或是相连的，如果有人经常敲桌子、拍桌子、踢桌子，习惯性抖腿，这些动作看似很小不会影响别人，但办公桌会一起颤抖，让其他人心烦意乱。

4．浓烈气味熏人

有些女性喜欢喷香水，但喷得太多，气味浓烈，会熏得旁人头晕眼花。有的同事不爱洗澡，也不经常换衣服，身上的汗臭味让人感觉不舒服。还有人为了舒适，喜欢在办公室里穿拖鞋，一脱鞋臭味就扑鼻而来，令人生厌。

5．厕所里不文明行为多

办公区的厕所一般是公用的，如果去厕所时，碰到前面那位没有冲水就很无奈。其实如厕后，一按、一踩就能轻松冲水。有些办公楼配备冲水马桶，有人如厕时会站在马桶上或在桶圈上垫一层卫生纸，事后却不将马桶收拾干净，毫不在乎后面人的感受。还有人直接将厕纸扔在地上或马桶里，对摆放在旁边的垃圾桶视而不见。

6．穿着打扮不适宜

有的女性上班时穿衣有短、透、露的问题，如果坐姿不注意，很容易走光，令自己和同事尴尬。在夏天，有的男士爱穿无袖背心和短裤，甚至光脚穿拖鞋，都十分不雅。

文明02：绿色出行

绿色出行就是采用对环境影响最小的出行方式。即节约能源、提高能效、减少污染、有益于健康、兼顾效率的出行方式。多乘坐公共汽车、地铁等公共交通工具，合作乘车，环保驾车，或者步行、骑自行车等。只要是能降低自己出行中的能耗和污染，就叫做绿色出行、低碳出行。

绿色出行已渐渐成为一些上班族的生活习惯。今天做一个出行达人，明天你可能就是一个健康达人。绿色出行，功在当下，利在未来。绿色出行有如下图所示的好处。

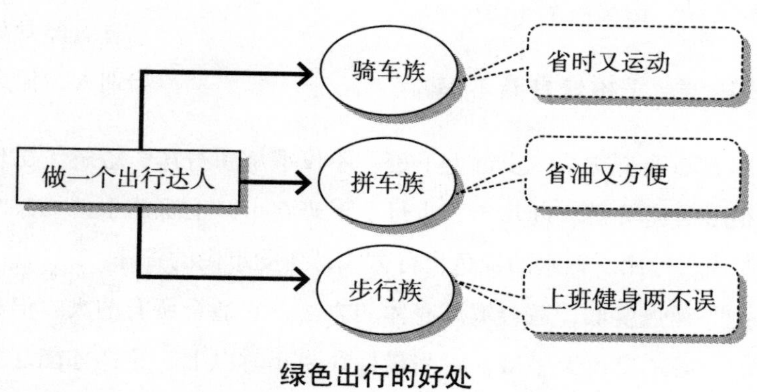

绿色出行的好处

1．骑车族，省时又运动

自行车锻炼的好处是不限时间、不限速度。骑自行车不但可以减肥，而且还可使身材匀称。由于自行车运动是需要大量氧气的运动，所以还可以强化心脏功能。同时还能防止高血压，有时比药物更有效。踩自行车压缩血管，使得血液循环加速，大脑摄入更多的氧气，再加上吸入大量新鲜空气，会觉得大脑更清晰。

骑在车上，你会感觉十分自由且畅快无比。它不再只是一种代步工具，更是愉悦心灵的方式。某公司许先生，以前都是乘地铁上下班，十分方便、快捷，现在则改为了骑自行车。许先生表示，虽然路上花的时间多了，但落个心里踏实，还锻炼了“一把”身体，还是值得的。

2．拼车族，省油又方便

拼车不失为一种既方便又经济的出行方式。首先，拼车可以使车辆有效地利用，还可以减缓城市交通拥堵，节约上下班路上的时间。其次，拼车能在很大程度上减少汽车有害气体的排放，减轻污染的程度，保护环境。另外可以让很多人互相认识和了解，促进了邻里融合，每个家庭不同行业的信息互相交流，互通有无，这不但扩大了社交圈，没准单身的车主还会成就一段美好的姻缘。

其实，拼车在国外已经司空见惯了，在咱们国家还不是很普遍，既省油钱，又保证了生活质量，还可以缓解路上堵车压力，邻里老少都其乐融融，几全齐美的好方法，何乐而不为呢?

3．步行族，上班健身两不误

不开车、不乘公交车，步行上下班，不仅锻炼了身体，缓解了工作压力，还欣赏了很多沿途美景。近几年，步行上下班在市区上班族中悄然兴起，渐渐成了一种时尚、健康、低碳的绿色出行方式，备受市民的青睐。

步行是一种强度低，适合锻炼身体的方法，它适合所有的人，但是要达到锻炼的目的，必须要每天坚持，时间最好在半小时以上，这样才能起到效果，步行不单是锻炼腿，身体的很多部位机能在步行中能得到提升。每天早上的步行可以增加你的记忆力，减少脑部的退化，也减少心肌梗塞的可能性。另外步行对于肥胖、高血压、糖尿病等都有很好的治疗作用。

文明03：不信谣、不传谣

作为职场达人，微信这个社交工具，你肯定不陌生吧。随着用户的急剧增长，微信已成为一个庞大的移动互联网社交平台，但也逐渐成为一些网络谣言与虚假信息的集散地，“求助”“养生”“集赞换礼”等是微信谣言与虚假信息的主要类型。一些微信公众号这样做的背后是利益作怪，是为了把账号炒作起来，借此成为广告推销的平台。

微信上虚假信息较多，与一些账号使用者为了自身利益，通过传播虚假信息进行炒作有关。这些信息许多标题上故弄玄虚，或“科学性”强，贴近日常生活，或者利用了人们的善良和爱心，从而受到大量关注和转发。

由于微信朋友圈中的谣言一般是亲戚朋友发布的，容易麻痹大家。但正因为如此，大家更应当以对亲戚朋友负责的态度去对待。

其实，不信、不传，就是扼杀谣言的最好途径。如果大家能够提高个人素质，即便在熟人圈里，也三思而后“信”，通过搜索引擎或者询问相关专家，理性鉴别，多加判断，不传播未经证实的信息，这样不仅有利于抵制谣言，对净化整个互联网的信息生态也是善莫大焉。

健康链接

不造谣、不信谣、不传谣，文明上网

（1）树立法律意识，严格遵守互联网法律法规，积极践行文明上网，自觉远离网络谣言，坚决斩断网络谣言传播链。

（2）增强社会责任感，强化道德正义感，站稳立场、明辨是非，切实做到不信谣、不传谣，让网络谣言失去滋生的土壤。

（3）从自身做起，在主观思想上建立一道防线，抵制网络上反动、腐朽、不健康的内容对自己精神上的侵蚀，树立与之斗争的信念与决心。

（4）努力学习网络知识、技能，提高操作水平，自觉维护网络安全，建设网络文明，勇做倡导和维护网络安全的先锋。

（5）互联网作为崇尚科学知识、传播先进文化、塑造美好心灵、弘扬社会正气的主阵地，我们要共同营造积极向上、和谐文明的网上舆论氛围。从现在做起，从自我做起，坚持自尊、自律、自强，努力弘扬网络文明，自觉远离网吧，追求健康时尚的网络新生活，为社会的和谐健康发展做出自己的贡献！